AF465402

ÉTUDE

SUR

LA FÈVE DU CALABAR

(*PHYSOSTIGMA VENENOSUM*).

ÉTUDE

SUR LA

FÈVE DU CALABAR

(*PHYSOSTIGMA VENENOSUM*)

PAR

JOSÉ CARLOS LOPES JUNIOR

DOCTEUR EN MÉDECINE DE LA FACULTÉ DE PARIS
Médecin de l'Université de Coimbra,
Membre correspondant de l'Institut de la même ville,
Professeur agrégé á l'École médico-chirurgicale de Porto.

PARIS
LOUIS LECLERC, LIBRAIRE-ÉDITEUR
14, RUE DE L'ÉCOLE DE MÉDECINE.

1864

ÉTUDE

SUR LA

FÈVE DU CALABAR

(PHYSOSTIGMA VENENOSUM)

INTRODUCTION

« La *fève du Calabar*, disait M. Giraldès, au mois de septembre 1863, dans une note lue au Congrès de Rouen, n'est plus une nouveauté. Dans les temps où nous vivons, les nouveautés sont rares ; ce qui est nouveau aujourd'hui, grâce à l'intervention bienfaisante de la presse scientifique, deviendra demain monnaie courante et tombera dans le domaine commun. »

Cette opinion, quoique exacte à un certain point de vue, ne doit pas être complétement acceptée dans la question qui va nous occuper.

Il est vrai, en effet, qu'au moment où le savant président du Congrès de Rouen écrivait ces mots, le monde médical s'était beaucoup préoccupé d'une découverte thérapeutique. On venait d'apprendre, depuis quelques mois, et les journaux de médecine l'avaient porté à la connaissance de tous, qu'une plante exotique, inconnue de la majorité des botanistes, était douée de la curieuse et intéressante propriété de déterminer une action sur la pupille, de la faire contracter et d'agir à l'encontre de la belladone.

On savait peu de chose touchant son histoire naturelle, ses propriétés physiologiques et thérapeutiques ; en un mot, on possédait, il est vrai, un terme d'équation, mais on était loin de posséder la formule exacte.

En nous aidant de quelques documents empruntés au Dr Fraser (1) et au professeur Balfour (2), nous essayerons de donner en résumé l'histoire de la fève du Calabar.

Depuis 1846, grâce aux travaux du Dr Daniell (3), communiqués à la Société ethnologique de Londres le 28 janvier de la même année, on n'ignorait pas qu'il était d'usage, à l'ancien Calabar, d'employer dans un but judiciaire une plante qui pouvait donner rapidement la mort, et que, d'après les renseignements ultérieurs fournis par le missionnaire Waddell, les indigènes désignaient sous le nom d'*éséré*. On savait, de plus, depuis 1855, d'après les recherches du professeur Christison (4), que la graine de l'éséré que Wadder lui avait apporté à Edinburgh en 1854, jouissait de propriétés éminemment toxiques, propriétés que Daniell avait soupçonnées, et qui pour ainsi dire étaient tombées dans l'oubli. En 1860 enfin, le professeur Balfour publia une description aussi complète que possible de ce précieux végétal.

On connaissait donc, depuis longtemps, les propriétés toxiques de cette plante, mais on ignorait complétement ses vertus thérapeutiques; son côté utile n'a été découvert qu'en 1862, et cette importante découverte est due au Dr Fraser.

Plus heureux que ses devanciers, et en se rappelant du *ubi virus, ibi virtus*, il a ouvert une voie nouvelle, glorieuse même, à la fève du Calabar. A côté de propriétés redoutables, il a, en effet, décou-

---

(1) On the characters, actions, and therapeutic uses of the Ordeal Bean of Calabar (a graduation thesis). Edinburgh, 1862).

(2) Transactions of the royal society of Edinburgh. Vol. XXII, partie 2e, 1860.

(3) On the natives of Old. Calabar, west cost of Africa. *Journal of Ethn. soc. of London* ; vol. Ier.

(4) The monthly *Journal of medecine* ; vol. XX, 3e série, 1855, p. 193.

vert d'autres éminemment utiles; dans la graine qui renferme le *poison d'épreuve*, il a trouvé un *antimydriatique puissant*.

C'est dans sa thèse inaugurale, soutenue et couronnée par la médaille d'or à Edinburgh, le 31 juillet 1862, que le Dr Fraser a fait connaître l'existence de cette propriété, recherchée depuis longtemps par les ophtalmologistes, et toujours vainement demandée à toutes les substances connues; l'opium même, dont l'action, très-irrégulière et infidèle, est d'une application très-restreinte et très-douteuse même, ne faisait, pour ainsi dire, que simuler cette propriété, et encore à dose toxique, tandis que l'action de la fève du Calabar est constante, énergique et prompte.

En soupçonnant de suite la portée que l'avenir lui réservait, des physiologistes et des ophthalmologistes éminents se mirent à l'œuvre; à partir de ce moment on entreprit avec ardeur une série de recherches sur l'action physiologique et l'action thérapeutique du nouvel agent.

Le premier qui, après Fraser, a fait de sérieuses expériences sur cet important sujet, l'expérimentant sur lui-même, fut le Dr Argyll Robertson (1), et, en les faisant connaître à la Société de médecine et de chirurgie d'Edinburgh, il a rendu un grand service à la science, et parce qu'il a constaté les résultats auxquels Fraser était arrivé, et parce qu'il a ajouté de nouveaux faits à ceux qu'on connaissait déjà.

Les résultats annoncés par Robertson ont été vérifiés en même temps, à peu près, en Angleterre, en Allemagne et en France. Ainsi, du premier jet, se trouvaient confirmées les recherches utiles et intéressantes des deux médecins d'Edinburgh, Fraser et Robertson, recherches que le premier avait rendues du domaine public. Dans notre travail nous rendrons à chacun d'eux la justice qui leur est due, ainsi qu'aux praticiens distingués qui, comme Nunneley, Harley,

---

(1) Edinb. *medical Journal*, vol. VIII, partie 2e, 1863, p. 815. On the Calabar Bean, as a new agent in *Ophtalmic medecine*. Vid. aussi, juin 1863, p: 1115, note on Calabar Bean.

Soelberg-Wells, Bowman, Dor, Von-Graefe, Liebreich, etc., ont fait de ce nouveau médicament le sujet d'études intéressantes.

En France, le premier qui s'est occupé de la fève du Calabar, a été notre cher maître, M. le Dr Giraldès. Avant lui, non-seulement personne n'avait pu se la procurer, mais encore, pour me servir de ses textuelles expressions, «elle était complétement inconnue des botanistes français les plus éminents, et lorsqu'on s'enquerrait auprès d'eux pour savoir le nom de la famille à laquelle appartient le *physostigma*, ils répondaient qu'une erreur se cachait sous ce nom, et qu'ils ne connaissaient aucun végétal ainsi dénommé» (1).

Ce n'est qu'après que ce savant professeur a rendu compte à l'Académie des sciences (2) du résultat des expériences auxquelles il s'était adonné à l'hôpital des Enfants malades, dans le but de vérifier les assertions des médecins d'Allemagne et d'Angleterre, que les journaux de médecine ont commencé à s'occuper en France, et surtout à Paris, de ce sujet, et à reproduire, pour ainsi dire, ce qui avait été publié auparavant par les journaux anglais.

Nous avons donc lu avec un profond regret, dans un article inséré dans les *Archives générales de médecine*, ce qui suit: «L'action «de la fève du Calabar était *généralement peu connue* en France «lorsque la communication de M. le Dr Giraldès a appelé sur ce «sujet l'attention des médecins», etc. Cette phrase cache une injustice contre laquelle nous ne pouvons pas nous empêcher de protester, car ce qui est vrai, et ce qui précisément fait honneur à ce savant professeur, c'est que jusqu'au jour où le résultat de ses recherches consciencieuses est devenu public, la fève du Calabar était *moins que peu connue*, — elle ne l'était pas du tout.

En choisissant cette question pour sujet de notre thèse, nous avons eu en vue de faire une œuvre utile, et d'étudier ensemble le côté scientifique et professionnel de cet important sujet.

---

(1) Congrès médico-chirurgical de France, 1er session tenue à Rouen, 1863, p. 57 : *De la fève du Calabar.*

(2) *Vid.* Comptes rendus hebdomadaires des séances de l'Académie des sciences, 1863, p. 45.

Nous diviserons donc notre travail en quatre parties :

1° Histoire naturelle de la fève du Calabar ;

2° Histoire physiologique de cette plante ;

3° Histoire thérapeutique;

4° Enfin, dans un dernier chapitre, nous traiterons de la partie toxicologique.

PREMIÈRE PARTIE.

HISTOIRE NATURELLE DE LA FÈVE DU CALABAR.

(*Physostigma venenosum de Balfour.*)

---

§ Ier.

CARACTÈRES BOTANIQUES.

La fève du Calabar, connue dans le pays sous le nom de *éséré* ou bien de *chop-nut*, a reçu des missionnaires anglais le nom de *Ordeal Calabar Bean* (c'est-à-dire fève d'épreuve du Calabar). Plante originaire du continent africain, on la trouve sur les bords de l'ancienne rivière du Calabar, près de la baie de Biafra, à l'ouest des sources du Niger, dans le territoire d'une tribu nommée *Eboe.*

On rencontre l'*éséré* près des cours d'eau, et elle se plaît surtout aux environs des terrains marécageux. Les endroits où cette plante pousse sont gardés avec un grand soin par ordre des chefs, qui la détruisent partout ailleurs, circonstance qui nous explique les grandes difficultés qu'on a eu à se la procurer : à la fin de chaque année, on la détruit en jetant dans la rivière tout l'excédant qui n'a pas été jugé nécessaire pour les usages judiciaires. Ce sont précisément ces graines qu'on voulait détruire qui sont ramassées et envoyées en Europe par les soins des missionnaires anglais.

Les caractères botaniques de l'*éséré* n'étaient point connus : on ne pouvait pas en effet obtenir d'échantillons complets, et on avait toute raison de se méfier de ceux qu'on s'était procurés à prix d'argent ; néanmoins des graines semées à Edinburgh dans le jardin de l'Université et dans celui du professeur Syme, germèrent et prospérèrent ; or, c'est en comparant ces échantillons (incomplets, faute de fleurs, quoique les tiges et les feuilles fussent parfaites et vigoureuses), avec les spécimens que l'intrépide missionnaire Baillie avait apportés du Calabar, qu'on est arrivé à déterminer le genre de la plante en question. On a été aidé dans cette recherche de renseignements précieux puisés dans une lettre de Thomson à Murray, dans laquelle il rendait compte de tout ce qu'il avait appris, interrogeant au Calabar la plante en pleine vie. C'est avec ces documents que le professeur Balfour a donné le premier une description aussi complète que possible de l'*éséré*, qu'il a désigné sous le nom de *physostigma venenosum*. Ce nom, adopté aujourd'hui par tout le monde, traduit parfaitement et le caractère le plus saillant du genre, *stigmate renflé et crescentiforme* (1), et la propriété la plus remarquable de l'espèce, *poison énergique*.

En abordant la description de la fève du Calabar, nous placerons cette plante, avec Balfour (à qui nous emprunterons de précieux renseignements puisés dans son excellent mémoire), dans la famille des *légumineuses* (2), dans le sous-ordre des *papilionacées* et dans sa nouvelle tribu des *euphaséolées*. Nous établirons aussi, avec lui, un nouveau genre (*G. physostigma*), distinct du genre *mucuna*, où Murray avait proposé de la faire rentrer sous le nom de *mucuna venenosum*, en l'éloignant également de quelques autres genres qui, comme le G. *vigna*, le G. *phaseolus*, le G. *dolichos*, le G. *lablab*, etc., ont avec elle beaucoup de caractères communs.

CARACTÈRES DU GENRE.

« Calyx campanulatus, apice quadrifidus, laciniis brevibus, lacinia « suprema bifida. Corolla crescentiformis, papilionacea; vexillum

---

(1) *Physostigma*, vient de φυσαειν, enfler, et στιγμα, stigmate.

(2) En jetant un coup d'œil sur la famille des légumineuses et notamment sur le sous-ordre des papilionacées, on ne peut pas s'empêcher de trouver curieusement bizarre sa richesse en plantes plus ou moins vénéneuses. Entre autres, dont quelques-unes sont par malheur employées en Afrique aussi superstitieusement que la fève du Calabar, nous pourrons citer : la *coronilla varia ;* la *lathyrus aphaca ;* le *phaséolus multiflorus*; l'*ompholobium uncinatum*, etc.

« recurvum, apice bilobatum, basi angustatum, margine utroque auri-« culatum, membrana inflexa auctum, medio longitudinaliter bi-« callosum; alæ obovato oblongæ, liberæ, supra carinam conniventes, « versus basin appendiculatæ, curvæ; carina vexillum æquans, apice « rostratum, rostro multum incurvo. Stamina decem, diadelpha, fi-« lamento vexillari libero, supra basin appendiculato. Discus vagi-« nifer. Ovarium stipitatum, 2-3 ovolatum. Stylus cum carina tortus, « infra stigma subtus barbatus ; stigma obtusum, cucullo cavo obli-« que tectum. Legumen dehiscens, oligospermum, elliptico-oblon-« gum, sub-compressum, extus rugosum, endocarpium intus tela « laxa cellulari tectum, isthmis cellulosis inter semina. Semina stro-« phiolata hemisphœrico-oblonga, hilo late sulcato semi-cincta. « Herbæ suffruticosæ volubiles in Africa occidentali tropica cres-« centes : foliis pinnatim-trifoliatis, stipellatis, floribus nodoso-race-« mosis, purpureis. »

CARACTÈRES DE L'ESPÈCE.

(*Phys. venenosum*). — La seule espèce du genre physostigma connue jusqu'à présent, c'est-à-dire la fève d'épreuve du Calabar, est une plante très-robuste, vivace et grimpante, ayant une grande tendance à s'enrouler autour des arbres qui l'avoisinent, en tournant de droite à gauche.

La *racine*, assez étendue, et munie de nombreuses fibrilles, offre souvent de petits tubercules blancs et succulents qui s'y attachent.

La *tige*, large d'environ 2 pouces à sa partie la plus épaisse, est parfois longue de 50 pieds; elle est cylindrique, rugueuse et grisâtre, les branches les plus jeunes étant d'une couleur vert foncé. Le bois de la tige est extrêmement poreux, et laisse couler, lorsqu'on le coupe, un petit filet d'un liquide limpide, légèrement astringent; les couches du bois affectent une disposition cunéiforme; et l'écorce laisse transsuder une substance gommeuse un peu rougeâtre qui brunit en se desséchant.

Les *feuilles* sont alternantes, pétiolées et stipulées, pennées et trifoliolées; les folioles sont ovales, acuminées, pourvues d'un renflement qui n'est autre chose qu'une sorte de petit pétiole, et de deux petites stipelles épaisses, aiguës, et quelquefois falciformes ; les folioles latérales sont obliques vers la base. La *nervation* est réticulée, courbée ; la nervure médiane est assez proéminente, tandis que les deux nervures latérales sont moins nettement dessinées. Les pétioles ont à peu près 3 pouces de longueur ; ils sont arrondis à la face inférieure, ayant un *pulvinus* avec deux petites stipules triangulaires réfléchies vers les bords.

L'*inflorescence* est axillaire et présente la forme d'une grappe pendante et multiflore dont l'axe primaire est noueux et en zigzag : les nœuds, à surface irrégulière, sont un peu arrondis, et, simulant de petits tubercules, ils supportent des fleurs pédicellées. Les pédicelles sont longues d'environ 1 quart de pouce, et elles s'élèvent au nombre de deux ou trois de la même nodosité ; les fleurs sont articulées avec les pédicelles à la partie supérieure de celles-ci, et près de la fleur on remarque deux callosités représentant des bractées, et quelquefois une sorte d'anneau épais.

La *fleur* est à peu près longue d'un pouce et large d'un demi-pouce ; son *calice* est campanulé et quadrifide, la division supérieure étant crénelée et à segments ciliés ; le calice est ainsi composé de cinq sépales unies, et il affecte une forme un peu bilabiée. La *corolle* est papilionacée, recourbée en forme de croissant, d'un rouge pourpre (Thomson), et sillonnée par de très-jolies veines d'un jaune pâle. L'*étendard*, large, couvre complétement les autres parties de la fleur dans la préfloraison ; son sommet, tout à fait recourbé, est bilobé, tandis que sa base rétrécie offre deux petites projections de chaque côté de l'onglet, lequel étant très-court et sillonné, a deux callosités longitudinales à sa partie moyenne. La partie basilaire du limbe de l'étendard a des lobes arrondis, tournés en dedans, et se touchant à peu près. Les *ailes* sont larges et d'une couleur plus prononcée que celle des autres parties de la fleur. Elles s'étendent jusqu'aux bords de l'étendard, étant obovato-oblongues, courbées et rétrécies en crochet. La *carène*, aussi large que les ailes, et de beaucoup plus longue, égale en longueur l'étendard, au-dessus duquel elle se prolonge en se rétrécissant en une sorte de rostre à sommet terminal mousse, pour se recourber en haut et en arrière, de manière à former les deux tiers ou les trois quarts d'un cercle. Les pétales de la carène sont ovales-oblongues et présentent un appendice triangulaire acuminé qui se projette depuis leur base à peu près jusqu'à l'intérieur, avec des ongles très-rétrécis.

Les *étamines*, au nombre de dix, sont diadelphes ; neuf unies par leurs filaments jusqu'aux deux tiers de leur longueur, la dixième, ou celle qui correspond à l'étendard, étant libre et longue d'environ 1 pouce et demi, présente un appendice ou filament immédiatement au-dessus de sa base. La gaîne des étamines est gonflée à sa partie inférieure, et les filaments sont longs et minces en haut. Les *anthères* sont bilobées et à déhiscence longitudinale. Le *disque*, situé à la base de l'ovaire, qui est épais, est muni d'une gaîne qui s'étend au-dessus du gynophore. Le *pistil* est long de plus d'un demi-pouce ; l'ovaire, stipité et rugueux à la surface, est dépourvu de poils. Le *style* est courbé et lisse, excepté au-dessous du stigmate, où la concavité est couverte d'une rangée continue de poils qui lui donne une apparence barbue assez marquée. Le *stigmate*, mousse, est recouvert par une espèce de sac ou capuchon ventriculaire qui se prolonge jusqu'au-dessous de la convexité du style (1). Les *ovules*, attachés à la suture ventrale par un large appendice, sont au nombre de deux ou trois, crescentiformes, et munis d'un bord placentaire convexe, et bien aussi d'un hile assez long.

Le *fruit* est une *gousse* un peu falciforme, verdâtre lorsqu'elle est jeune, et de couleur foncée un peu plus tard ; elle est droite, et ses sutures sont légèrement proéminentes, la ventrale étant cannelée. La partie intérieure du fruit est tapissée par un tissu cellulaire assez lâche et blanchâtre, analogue à du tissu médullaire dans lequel les ovules sont emboîtés, en même temps que séparés les uns

---

(1) Thomson, dans la lettre adressée à Murray, compare cet appendice ventriculaires de la fleur, lorsqu'elle est jeune, au chapeau d'un amiral mis avec une certaine coquetterie.

des autres. Lorsque la gousse a atteint son plein développement, elle est longue de 7 pouces, et, affectant une forme elliptique-oblongue, elle est légèrement recourbée au sommet, stipitée et déhiscente ; le tégument extérieur (épicarpe) est séparé de l'intérieur ; sa surface, rugueuse et grisâtre, offre des fibres anastomotiques qui suivent en partie une direction transversale, tandis que l'autre partie allonge le bord du fruit. L'endocarpe de celui-ci est pâle et plus rugueux que l'épicarpe, et sa suture ventrale est pourvue d'une rainure.

«Le fruit du *physostigma venenosum,* de même que celui de plusieurs autres plantes tropicales, mûrit pendant toute l'année, mais la récolte la plus abondante ne se fait que dans la saison pluvieuse, c'est-à-dire depuis le mois de juin jusqu'au mois de septembre inclusivement» (1).

Les *graines* (fèves), la seule partie active de la plante, d'après Fraser, au nombre de deux ou trois dans chaque fruit, et chacune pesant entre 2 à 4 grammes, sont longues d'environ $0^m,03$ et larges de $0^m,01$ à 0^m01 et demi, et séparées les unes des autres par une substance cellulaire d'apparence laineuse.

Le hile, grisâtre et sillonné, présente des élévations brunâtres dans l'un ou l'autre des deux côtés, et il se prolonge sur tout le bord convexe et placentaire de la graine ; l'autre bord est presque droit, et les cotylédons sont un peu pâles et hypogés.

---

§ II.

CONSIDÉRATIONS ZOOLOGIQUES.

En publiant sa thèse, l'année dernière, dans les numéros de mars, juillet et août du *Edinb. med. Journal,* Fraser disait, à propos de

(1) Fraser, *loc. cit.*, p. 6.

la graine du physostigma, « qu'il l'avait toujours reçue du Vieux-Calabar, remarquablement libre de toute sorte de maladie. »

Aujourd'hui (1) il n'est plus du même avis, car, dans des graines qu'il a reçues du Rév. John Baillie, et qui avaient été cueillies trois mois avant qu'il en soit devenu le possesseur, il a reconnu l'existence de nombreux trous, de forme circulaire et d'un diamètre d'environ un sixième de pouce, perforations qu'il attribue à l'existence inéquivoque d'un insecte.

Ces graines, au nombre de huit, adhéraient entre elles au moyen d'une assez grande quantité d'une espèce de fils soyeux. En les désagrégeant, on a observé un nombre considérable de *chenilles* (en général vivantes, quoique un peu paresseuses dans leurs mouvements) et une substance qui ne paraissait être autre chose que des excréments. La plus grande partie des chenilles étaient renfermées dans des espèces de cocons situés soit dans l'espace intermédiaire à deux graines contiguës, soit entre celles-ci et le papier qui les enveloppait.

En en cassant le périsperme, on a trouvé la place de l'amande occupée dans une étendue plus ou moins considérable par des excréments, des cocons, soit entiers, soit brisés, et enfin par des chenilles.

Dans presque toutes les fèves atteintes il n'y avait pas d'amande, et dans le reste on remarquait encore l'existence de quelques portions présentant des bords érodés et d'autres symptômes de l'invasion de l'insecte. Enfin, dans celles où il n'y avait qu'une ou deux petites perforations, le noyau était intact, et on n'a trouvé qu'une toute petite quantité d'excréments engagés dans les espaces intercotylédonaires.

En général on n'a rencontré que deux chenilles dans chaque fève; cependant dans l'une des huit on en a pu compter jusqu'à six, toutes vivantes et actives : celles-ci, de couleur jaune pâle, sont longues d'environ 3 quarts de pouce et larges d'un huitième de pouce à la

---

(1) Vid. *Annals and Magazine of natural history*, May, 1864; Fraser. On the moth of the Esere.

partie la plus épaisse. Outre cela, elles sont munies de six pattes pectorales, de huit abdominales et de deux anales.

Les *nymphes* ont environ 3 quarts de pouce en longueur et sont d'un jaune-brun. Les cocons sont d'un blanc grisâtre, et dans quelques-uns on a trouvé des nymphes parfaites. Ces cocons se forment très-rapidement, et au bout de quatre ou cinq jours on obtient l'insecte parfait : celui-ci, d'après l'étude à laquelle se sont livrées de grandes autorités en fait d'entomologie, paraît être incontestablement le *Deiopeia Pulchella* (Ord. Lepidoptera, Fam. Tineidæ, Leach.) (1).

Tout ce qu'on peut dire à propos de la méthode employée par l'insecte afin de pénétrer dans la fève du Calabar est tout à fait conjectural. Ce qui cependant paraît le plus probable, c'est de supposer que l'œuf est déposé dans le tissu cellulaire, au-dessous de la partie extérieure et molle de la jeune gousse, lorsque celle-ci vient d'éclore, et que par suite l'insecte se creuse son chemin vers l'intérieur de la fève. Étant capable de faire, à ce qu'on dit, des trous assez profonds dans une planche en bois assez dur, ce n'est pas étonnant qu'il puisse perforer le périsperme de la semence en question.

Nous avons cru intéressant de demander au nouveau travail de Fraser, à coup sûr peu connu en France, la description que nous venons de faire, à cause de l'importance d'un fait qu'on croyait jusqu'à ce jour incontestable. Tout le monde était en effet convaincu que le physosgtima , étant un poison d'une activité assez grande, ne permettait pas la vie à aucun animal lorsque celui-ci se soumettait à son action.

Comment donc expliquer maintenant cette connexion innocente entre l'amande de l'éséré et l'insecte qui l'attaque?

En supposant que l'amande est reçue dans son tube digestif, doit-

---

(1) Nous regrettons de ne pas avoir eu le temps de nous procurer le dessin de cet insecte. On pourra cependant le rencontrer dans le 4e vol. de *British Entomology* de Curris.

on croire à l'existence d'une sélection spéciale d'assimilation, ou faut-il admettre que l'insecte est tout à fait à l'abri de l'action mortelle du poison?

La présence dans les excréments de granulations d'amidon, reconnaissables au microscope et par l'analyse chimique, tendait à prouver la pénétration de la substance de l'amande dans le système digestif de l'insecte. Ce fait a conduit Fraser à faire des expériences dont voici les conclusions :

1° La chenille du *deiopeia pulchella* se nourrit du poison virulent contenu dans l'amandé de la graine du physostigma;

2° Cette chenille n'est pas atteinte par l'*ésérinine*, c'est-à-dire par le principe toxique de l'amande (1).

---

(1) Un cas analogue à celui-ci nous est fourni par le *anthonomus druparum*, qui se nourrit de l'amande du *prunus cerasus*. Cette amande doit en effet ses propriétés toxiques à l'acide hydrocyanique qu'elle contient, et c'est très-curieux à remarquer que le *deiopeia* ne résiste pas à l'action de cet acide, tandis qu'il est à l'abri de celle de la fève du Calabar.

DEUXIÈME PARTIE

ACTION PHYSIOLOGIQUE DE LA FÈVE DU CALABAR.

---

§ Ier.

ACTION PHYSIOLOSIQUE GÉNÉRALE DE LA FÈVE DU CALABAR.

Le végétal dont nous venons de faire la description présente, au point de vue physiologique, un intérêt très-grand. La graine du physostigma venenosum possède la curieuse propriété de provoquer la contraction, le resserrement de la pupille. Ce phénomène curieux se manifeste, toutes les fois qu'on introduit entre les paupières de l'homme ou des animaux quelques gouttes d'extrait alcoolique de la fève du Calabar, ou bien encore lorsqu'on fait prendre à un animal une certaine quantité de la poudre de cette graine.

La fève du Calabar possède également la propriété d'agir sur les nerfs moteurs, de paralyser ces organes. Ainsi chez un animal auquel on a fait prendre une certaine dose de cette substance on remarque, au bout de peu de temps, les phénomènes suivants : les membres postérieurs deviennent plus faibles et se paralysent même; la paralysie se propage aux membres antérieurs, puis après aux nerfs qui animent les muscles de la respiration ; enfin la mort arrive par la paralysie de ces organes. Le physostigma venenosum *possède donc une propriété dépressive* du système nerveux, et son action physiologique semble être en opposition avec celle de la strychnine, dont il paraît être l'antagoniste. C'est par suite de cette action spéciale sur le système nerveux qu'on a été conduit, comme nous le verrons plus loin, à employer la fève du Calabar dans certaines maladies convulsives (la chorée et le tétanos).

Nous allons étudier sommairement les propriétés physiologiques principales de la fève du Calabar en insistant plus particulièrement sur les phénomènes spéciaux qu'on observe du côté des organes de la vision. Nous nous aiderons dans cette tâche difficile des recherches de MM. Fraser, Ogle, Harley, Bowman, Hammer, Nunneley, etc., etc.

Nous devons au professeur Christison les premières données sur les effets physiologiques du physostigma. Ce célèbre toxicologiste expérimenta sur lui-même la fève du Calabar, et dans son remarquable travail, publié en 1855, il fit connaître le résultat de ses essais.

Ainsi, une première fois il prit, une heure après son souper, à peu près le huitième d'une fève; il resta couché à lire pendant une heure, sans éprouver le moindre accident; il attribua néanmoins à l'action du médicament un léger engourdissement des membres inférieurs. Le lendemain matin, en se levant, M. Christison voulut compléter son expérience, et cette fois il prit le quart d'une fève du poids de 2,50 gr., à peu près 0 gr. 63. Vingt minutes après, il éprouva d'abord un engourdissement des membres inférieurs, engourdissement qui s'étendit à tout le corps; les mouvements du cœur devinrent plus irréguliers et plus lents, il sentait une lassitude et une grande tendance au repos. Pour empêcher les effets d'aller plus loin, il essaya de se débarrasser du poison en provoquant des vomissements. Malgré cela, les mêmes phénomènes persistèrent et augmentèrent, au point d'alarmer ses proches et ses amis. Le professeur Simpson, appelé auprès de lui, constata en effet une impuissance des mouvements volontaires des membres, une lenteur et une irrégularité dans les mouvements du cœur, et un état d'affaissement général et de pâleur, tout cela sans la moindre atteinte dans les fonctions intellectuelles.

Dans cette observation (1), on remarquera avec intérêt la nature

---

(1) Nous donnerons dans la quatrième partie de notre travail le récit exact et complet du professeur Christison.

et la marche des manifestations physiologiques produites par la substance ingérée : un affaiblissement dans les mouvements musculaires, un ralentissement et une irrégularité dans le pouls, une tendance à envahir tous les mouvements volontaires, cette impuissance constituant les prodromes d'une paralysie qui se propagerait aux muscles de la poitrine et aux nerfs qui animent tout l'appareil de la respiration, si la dose de la substance eût été plus forte, et aurait certainement entraîné la mort par la suspension même des fonctions de ces organes.

Les symptômes observés chez le professeur Christison ont apparu également dans le même ordre chez deux jeunes servantes de Glascow (1) qui avaient mangé par mégarde des graines de physostigma.

Les mêmes manifestations physiologiques ont été remarquées chez le Dr Fraser et chez des personnes auxquelles la fève africaine avait été administrée dans un but thérapeutique.

Nous ne possédons pas de relations véridiques des effets produits par la fève du Calabar chez les individus soumis à l'épreuve de ce médicament. On a bien dit que chez les victimes de cette sauvage habitude des vomissements survenaient avec d'autres symptômes, dont le plus saillant était la paralysie, précédée quelquefois de convulsions, symptômes qui suivaient l'administration du breuvage meurtrier. De ces faits, nous ne possédons pas une analyse détaillée, nous ne connaissons pas les divers ordres de modifications qu'ils déterminent.

D'après ce qui a été observé jusqu'à présent, on peut dire que les modifications physiologiques déterminées *chez l'homme* par l'action de la fève du Calabar peuvent se formuler ainsi :

A *faible dose*, ce poison produit une sensation particulière dans la région épigastrique et sous-sternale, sensation qui augmente graduellement, au point de devenir même douloureuse ; des éructations et de la dyspnée; des vertiges, presque aussitôt suivis d'impuissance des muscles des membres inférieurs.

---

(1) *Vid.* la quatrième partie de notre thèse.

Si la *dose est plus forte*, des tiraillements musculaires apparaissent dans la région pectorale ; on constate un trouble et une diminution dans la portée de la vision ; une augmentation de la sécrétion salivaire, et l'impuissance presque complète ou la paralysie des membres inférieurs. Les mouvements cardiaques se ralentisssent aussi et deviennent irréguliers. Dans un cas, chez l'homme, le pouls est tombé à 20 pulsations.

Le tableau dont nous venons de tracer les traits principaux représente les points les plus saillants de la série des phénomènes physiologiques, produits chez l'homme par l'ingestion de la fève africaine. Cette série trouve son complément naturel dans les résultats fournis par les expériences chez les animaux ; les points culminants qui la dominent peuvent se formuler ainsi :

1° Dépression, paralysie des membres inférieurs, montant graduellement vers les membres supérieurs, et envahissant la poitrine et les muscles qui concourent au jeu de la respiration ;

2° Ralentissement et irrégularité dans les mouvements cardiaques;

3° Contraction de l'appareil accommodateur de la vision ;

4° Intégrité des fonctions intellectuelles.

Ces quatre divisions du cadre principal constituent les points cardinaux autour desquels se groupent une série secondaire de phénomènes physiologiques touchant les fonctions nerveuses de la sensibilité et de la motricité, ainsi que quelques autres modifications importantes opérées dans les sécrétions glandulaires.

Les expériences nombreuses instituées chez des animaux carnassiers, rongeurs, etc., par MM. Fraser, Ogle, Harley et Nunneley, ont jeté sur cette question une vive lumière et ont contribué puissamment à bien faire connaître les effets physiologiques produits sur l'économie par l'action de la fève africaine. Les résultats observés par ces éminents expérimentateurs concordent entre eux et montrent toute la série des phénomènes physiologiques se déroulant de la même manière pour atteindre leur maximum avec un degré de précision remarquable.

Qu'on fasse prendre à un animal de la poudre de la fève du Calabar par les voies digestives, qu'on introduise de l'extrait alcoolique sous la peau par voie d'inoculation sous-cutanée, qu'on l'introduise dans une cavité séreuse ou bien même dans le rectum, qu'on le fasse passer par injection dans le torrent de la circulation, les phénomènes observés sont toujours les mêmes, ils ne varient dans leur intensité que suivant la dose de matière absorbée.

Il serait fastidieux de relater minutieusement les diverses expériences instituées par les divers expérimentateurs ; qu'il me suffise donc de les résumer dans un exposé d'ensemble, d'en donner un conspectus général, me réservant de parler avec plus de détails du phénomène important qui regarde l'action de la fève du Calabar sur les organes de la vision.

Toutes les fois que chez les animaux la fève du Calabar est administrée à faible dose, on observe les phénomènes suivants : d'abord un léger tremblement commençant par les membres postérieurs, et se propageant ensuite aux membres antérieurs et à la tête ; ces prodromes sont suivis par la paralysie des membres, qui succède dans le même ordre, les membres postérieurs, les membres antérieurs, et ensuite les muscles de l'appareil respiratoire. Dans quelques cas il y a évacuation de matières fécales. Les pupilles se contractent ensuite ; la respiration devient lente, stertoreuse, dans l'expiration et dans l'inspiration ; un mucus écumeux s'échappe de la bouche, quelques oscillations fibrillaires se remarquent quelquefois dans les muscles des extrémités. Le pincement de la peau ne détermine point de mouvements réflexes, mais l'animal sent la douleur. Au bout de quelque temps, les paupières même ne se contractent plus, alors même que la cornée est légèrement effleurée. Si on prend l'animal par les oreilles, les membres pendent inertes, et il ne donne le moindre signe de vie, à l'exception de quelques mouvements d'inspiration et de mâchonnement ; l'animal paraît en effet comme complétement mort. Autant que la paralysie des membres est incomplète, on peut obtenir quelques marques de vie.

L'animal est sensible à la douleur et tourne la tête lorsqu'on l'appelle par son nom. Aussitôt après la mort, les pupilles contractées se détendent, se dilatent. Si on ouvre l'animal, les muscles se contractent sous le scalpel, le diaphragme et les membres inférieurs répondent pendant quelque temps au pincement des nerfs phréniques et sciatiques régulièrement; les intestins sont le siége de quelques mouvements vermiculaires; le cœur continue à se contracter pendant une heure ou une heure et demie; l'oreillette gauche cesse d'abord de battre; viennent ensuite le ventricule droit et le gauche, et quelque temps après l'oreillette droite.

Si une forte dose est administrée, la paralysie survient de suite, l'animal demeure flasque et sans mouvement, et son cœur est distendu et *passif;* cependant il conserve la faculté de se contracter pendant une dizaine de minutes, il obéit alors à l'appel d'une excitation extérieure. Les ventricules du cœur sont remplis de sang.

D'après ce qui vient d'être exposé, il est établi que le physostigma venenosum jouit d'une propriété dépressive, et que son influence s'exerce sur la moelle épinière, et détermine la mort en paralysant les nerfs qui animent les muscles respirateurs et quelquefois en arrêtant l'action du cœur. C'est lorsque la dose est trop forte qu'on observe ces paralysies rapides des membres et des muscles respirateurs, et, ainsi que le fait remarquer le professeur Harley, cette substance doit être rangée plutôt dans l'ordre des poisons qui agissent sur les nerfs respiratoires que parmi les poisons cardiaques. La mort est donc occasionnée par asphyxie ou par syncope, suivant la quantité de poison absorbée.

---

§ II.

ACTION DE LA FÈVE DU CALABAR SUR L'OEIL.

Nous avons fait remarquer, au commencement de ce travail, que les propriétés myosotiques spéciales du physostigma venenosum donnaient à cette légumineuse une grande valeur dans le cadre thérapeutique. Elle venait en effet fournir aux chirurgiens un moyen précieux, désiré depuis longtemps, et vainement cherché.

La découverte des propriétés myositiques de la fève du Calabar s'est révélée au Dr Fraser alors qu'il cherchait seulement à étudier les propriétés toxiques de cette graine. Il remarqua que, chez tous les animaux en expérimentation, la pupille se contractait; et des expériences plus directes lui montrèrent dès lors que la contraction pupillaire était une des propriétés spéciales du physostigma venenosum. Cette découverte importante a été publiquement annoncée à la soutenance de sa thèse inaugurale en 1862; elle lui appartient sans conteste, et son nom doit être inscrit avec honneur dans le *répertoire thérapeutique*. Mais, à côté du Dr Fraser, vient se placer un autre nom, celui du Dr Argyll Robertson, qui à son tour contribua à faire connaître et à propager la nouvelle découverte, en montrant son utilité dans la pratique des maladies oculaires.

Les expériences et les applications faites par le Dr Robertson ont fait vite du chemin et, comme nous l'avons dit, en Angleterre, en Allemagne et en France, on constata presque aussitôt la valeur de ce nouvel agent.

La fève du Calabar agit sur la pupille en la faisant se contracter; mais là ne se borne pas toute son action, elle s'étend à tout le système, à tout l'appareil accommodateur de l'œil. Son action imprime donc à la vision normale des modifications en rapport même avec la vigueur de l'action.

Depuis la découverte du muscle ciliaire chez les oiseaux, en 1813, par Sir Philipp Crampton; depuis la constatation de l'existence du même muscle chez l'homme par Bowman; depuis surtout les travaux d'Helmothz, Müller, Donders, Graefe, Rouget, etc., le problème de la vision s'est singulièrement simplifié. Une indication sommaire de l'appareil accommodateur de l'œil ne sera pas déplacée ici; elle servira à mieux faire apprécier le sujet dont nous nous occupons.

Les livres d'anatomie que nous avons entre les mains décrivent dans l'iris deux ordres de fibres, les unes circulaires et les autres radiées; les premières servent au resserrement de la pupille, et les autres, disposées comme les rayons d'une circonférence, agissant à la manière du cordon d'un rideau, servent à la dilatation de cette ouverture. Cette description simple et claire n'est malheureusement pas aussi exacte que semblent le croire les anatomistes qui l'ont adoptée. Il y a bien dans l'iris des fibres circulaires connues sous le nom de *sphincter* de l'iris, mais la disposition et la distribution dans cette membrane des autres éléments musculaires est un sujet encore controversé et dont on n'a pas encore une démonstration complète. Les importantes recherches de M. le professeur Rouget (1) démontrent combien la question présente encore de difficultés. L'iris, quoiqu'un auxiliaire important dans la vision, néanmoins, ainsi que cela a été démontré par de Graefe, n'est pas indispensable dans l'accommodation de l'œil aux diverses distances, cette fonction étant surtout remplie par le muscle ciliaire. Ce muscle occupe dans l'œil la place assignée dans les livres classiques au *ligament ciliaire;* il est constitué par ce prétendu ligament. Les fibres d'origine s'implantent sur la face interne de la cornée, à la base de l'iris, et y constituent ce qu'on appelle le ligament pectiné, ou encore ce que Bowman a décrit sous le nom de piliers de l'iris. Les fibres du muscle ciliaire sont de deux ordres, les unes externes, les autres internes : les premières forment une couche de fibres musculaires placées entre la choroïde et la sclérotique, elles enveloppent la première membrane et s'y perdent; elles constituent donc une espèce de capsule musculaire autour de la choroïde, et dont la contraction, on le comprend, doit contribuer à modifier la forme des milieux de l'œil ; les fibres internes sont plus courtes, elles se rendent dans l'épaisseur de la partie renflée des procès ciliaires, se distribuent à leur base et semblent affecter une forme circulaire ; elles ont été décrites par Henry Müller (2) comme un muscle à part qu'on connaît sous le nom de muscle de Müller. Les rapports intimes de cette partie du muscle ciliaire avec les procès ciliaires et avec le cristallin font pressentir l'importance de cet organe dans les divers actes de l'accommodation de l'œil aux diverses distances.

---

(1) *Vid.* Thèse de Paris, 1856, et *Journal de physiologie.*

(2) *Archiv. für ophth.*, t. IV, 1re partie.

Ainsi, pour nous, comme pour Von Reeken (1), le muscle ciliaire est composé d'une partie externe, *choroïdale*, et d'une partie interne affectée aux procès ciliaires, s'y insérant et agissant directement sur eux. Ces muscles, agissant directement sur les procès ciliaires, sur le cristallin, etc., on peut donc supposer le rôle important que joue l'appareil musculaire intra-oculaire dans l'acte de la vision.

Le problème difficile et délicat de l'interprétation des diverses phases observées dans l'accommodation de l'œil aux diverses distances avait longtemps exercé la sagacité de mathématiciens habiles, tels que Keppler, Olbers, Sturm et Vallée, sans qu'ils soient parvenus à trouver une explication satisfaisante du phénomène qu'ils étudiaient. Je n'ai point l'intention de faire l'histoire de la vision ; mais, pour le sujet qui nous occupe, j'ai besoin de rappeler comment l'appareil accommodateur de l'œil, influencé par l'action d'un agent externe qui le force à se contracter, peut déterminer dans les phases de la vision de profondes modifications, soit en donnant à la lentille cristalline une courbure plus grande et modifiant ainsi le foyer de cette lentille, soit en altérant par une contraction inégale sa courbure même, en la rendant asymétrique et déterminant des phénomènes d'astygmatisme.

Nous examinerons d'abord : 1° l'action de la fève du Calabar sur la pupille; 2° l'action du même agent sur l'appareil accommodateur de l'œil, ou, si on veut, sur les muscles intrinsèques de l'œil.

1° *Action de la fève du Calabar sur la pupille.*

Si on introduit entre les paupières deux gouttes d'extrait alcoolique dissous dans l'eau ou dans la glycérine (d'après Fraser, 0,05 d'extrait correspond à 6 grammes de poudre), on remarque d'abord un léger larmoiement; peu de temps après, 7 minutes au minimum, 12 à 15 au maximum, suivant les observations de MM. Giraldès, Graefe et Donders on constate une légère oscillation dans la pupille,

---

(1) Thèse de Utrecht, 1855.

un commencement de contraction; au bout de dix à quinze minutes, c'est-à-dire quinze, vingt ou trente minutes après l'instillation, le resserrement de la pupille atteint son maximum de contraction ; cette contraction peut aller même très-loin, et l'ouverture pupillaire se dessine alors comme une petite ouverture noire de la dimension d'un tiers de millimètre de diamètre. Si on a eu le soin de faire l'expérience sur des iris bleus, on voit d'une manière très-nette cet aspect curieux d'un tout petit point noir au milieu de la surface bleue de l'iris.

Quelquefois on observe un léger frétillement des bords de la pupille, frémissement sur lequel M. Bowman a le premier appelé l'attention. Ce frétillement, cette oscillation fibrillaire, démontrent que la contraction de l'iris se fait quelquefois d'une manière convulsive.

Durée du myosis. — La durée du *myosis* (pour me servir d'une expression introduite par de Graefe) varie suivant la force de l'extrait employé. Dans les premières expériences de M. Giraldès, avec l'extrait préparé par M. Réveil, la contraction avait complétement disparu au bout de trente-six heures; néanmoins elle peut persister deux ou trois jours, ainsi que Graefe (1) et Donders l'ont observé, ou même cinq jours (2). Le relâchement de la pupille commence sept à huit heures après que la contraction a atteint son maximum. On a dit qu'à mesure que la pupille d'un côté se contractait, celle de l'autre côté se dilatait. Ce phénomène n'est pas toujours constant, plus souvent il est plutôt apparent que réel.

L'inégalité, l'irrégularité de contraction de la pupille, cet état spasmodique qu'on observe dans quelques cas peut quelquefois être occasionné par l'instillation d'une solution trop forte. Dans ce cas la force de la solution, ou bien même la quantité employée, peut produire également un spasme des paupières, des contractions douloureuses de l'œil.

---

(1) *Archiv. fur ophthalm.*, vol. IX, 3e partie.

(2) Fraser, *loc. cit.*

Le myosis étant à son maximum, on remarque, ainsi que cela a été noté par M. Bowman, que les objets semblent voilés. Les cercles de diffusion produits par un objet placé au delà du point normal diminuent à mesure que la pupille se contracte. Dans quelques cas, après la cessation complète du myosis, la pupille paraît plus large qu'auparavant.

2° *Action de la fève du Calabar sur l'appareil d'accommodation.*

L'extrait de la fève du Calabar détermine une contraction du muscle ciliaire; il agit comme un stimulant des diverses fibres de cet organe, et contribue à augmenter le pouvoir réfringent de l'œil en changeant le degré de courbure du cristallin : cette modification concorde avec les modifications produites sur la pupille. — Par suite de l'augmentation du pouvoir réfringent des milieux de l'œil, l'organe devient momentanément myope; en outre, il acquiert la faculté de pouvoir s'accommoder à la vision d'un objet placé à une distance plus rapprochée que la distance normale. Bowman, dans les expériences qu'il fit sur lui-même, remarqua qu'au bout de treize minutes le point le plus rapproché de la vision distincte (le n° 1 de l'échelle de Jaeger) était à 6 pouces 3 quarts, alors que, dans l'œil opposé il était à 15 pouces. Toutes les fois qu'on instille une solution très-faible, le point de la vision distincte étant resté le même, le muscle accommodateur est plus sensible, obéit mieux à l'effet de la volonté; en lisant des caractères de petites dimensions, on s'aperçoit bientôt d'un trouble dans la vision, et, en couvrant l'œil touché par le Calabar, on constate alors que cette modification est le résultat de la différence de la vision distincte de l'un et de l'autre organe. En général l'augmentation maximum du pouvoir réfringent produite par la fève du Calabar ne dépasse pas la moitié de la somme que peut produire le pouvoir normal du muscle ciliaire. Ainsi, si l'accommodation normale est représentée par une lentille de 1 quart, celle de la réfraction produite par l'action de la fève serait représentée par une lentille de 1 huitième, et ce rapport diminue en raison de la faiblesse même de la solution employée.

Ainsi de Graefe formule-t-il en principe, que l'influence produite sur la latitude d'accommodation est en raison directe de la force de la solution employée.

La durée des modifications produites dans la latitude d'accommodation de l'œil ne persiste pas autant que le myosis.

La contraction inégale, spasmodique, du muscle ciliaire produit quelquefois l'astygmatisme. Ce phénomène se produisit chez Bowman : au bout de vingt-cinq minutes, ce célèbre chirurgien remarqua que les lignes verticales d'une fenêtre se dessinaient nettement à la distance de 6 à 10 pieds, tandis que ses barreaux, ou lignes horizontales, étaient comme frisés ou dentelés à la même distance.

Cette différence était vite corrigée au moyen de lunettes cylindriques, concaves, de 15 pouces de foyer. Trente minutes après, chez le même observateur, le point visuel le plus rapproché, le n° 1 de l'échelle de Jaeger, était à 6 pouces et demi, et dans l'œil opposé, non soumis à l'action de la fève du Calabar, à 10 pouces et demi, les caractères étaient comme frisés et indécis. Le point visuel le plus proche des lignes verticales était à 8 pouces et demi, et celui d'une ligne horizontale à 6 et demi. Dans l'œil opposé, le point supérieur de la ligne verticale était à 11 pouces, et l'horizontal à 7 pouces et demi.

Dans quelques circonstances, la puissance visuelle de l'organe est diminuée momentanément, alors même qu'on essaye de la corriger au moyen de verres concaves.

Les diverses modifications dans la portée de la vision, les troubles dans la forme et la netteté de l'image produits par l'action de la fève du Calabar, ainsi que l'explication anatomique des causes qui les produisent, ont été le sujet d'études profondes et délicates de la part des professeurs Græfe et Donders. Le premier de ces éminents chirurgiens publia ses recherches dans un mémoire inséré dans les *Archives d'ophthalmologie*, vol. IX, 3e part.; et le second dans le magnifique travail sur les *anomalies de l'accommodation et de la réfraction de l'œil*, publié en 1864, par *the new Sydenham Society*.

La nature de notre travail nous interdit de pousser plus avant l'analyse de ces phénomènes délicats.

Nous croyons en avoir dit suffisamment pour faire apprécier toute la valeur et toute l'importance du physostigma venenosum dans l'étude de la physiologie de la vision.

TROISIÈME PARTIE

HISTOIRE THÉRAPEUTIQUE DE LA FÈVE DU CALABAR.

Du moment où l'action physiologique d'un médicament est connue, rien n'est plus naturel que de songer à en faire des applications thérapeutiques.

La fève du Calabar suivit les errements ordinaires : on n'avait pas encore fait une seule application de cette précieuse substance que déjà on lui assignait une place élevée dans la thérapeutique des affections oculaires.

Ces espérances, que les données physiologiques faisaient prévoir, n'ont pas été déçues ; au contraire, elles ont été complétement confirmées, et aujourd'hui on est parfaitement fixé sur les avantages de ce nouvel agent. L'emploi qu'il a déjà reçu ne nous permet guère le moindre doute, et, comme on le verra plus loin, l'oculistique ne peut plus garder le monopole de cette précieuse acquisition.

La fève du Calabar, en effet, a gagné du terrain : son horizon s'est élargi, et, de jour en jour, de nouvelles applications sont faites dans la thérapeutique des diverses maladies, grâce à la persévérance des praticiens les plus distingués.

Nous en allons maintenant passer en revue toutes les applications thérapeutiques qui, à notre connaissance, ont été faites jusqu'à présent.

CHAPITRE Ier

APPLICATIONS DE LA FÈVE DU CALABAR A LA THÉRAPEUTIQUE DES MALADIES OCULAIRES.

I.—*Mydriase artificielle.*

Il est évident que la première idée qui devait se présenter à l'esprit des praticiens ne pouvait être autre que celle de mettre à profit les propriétés de la fève du Calabar, les plus saillantes d'abord. Or, l'une de ces propriétés consiste, comme nous l'avons dit, dans la puissance incontestable de contracter promptement la pupille, au point de la faire devenir aussi petite qu'une tête d'épingle. On a donc dû songer à employer cette substance et contre la *mydriase artificielle* et contre la *mydriase pathologique*.

C'est Hart (1) qui, le premier *à Londres, a employé dans ce cas la fève du Calabar*, immédiatement après qu'il a eu connaissance des observations de Argyll Robertson, et il s'est empressé d'autant plus de faire l'emploi de cet antimydriatique, qu'il y avait déjà longtemps qu'il s'adonnait à des expériences suivies dans le but de produire la contraction des fibres circulaires de l'iris. Il avait essayé, en effet, plusieurs alcaloïdes dans des solutions de glycérine, telles que la morphine, la strychnine, la digitaline et l'ergotine, mais tous ses essais, par malheur, avaient été stériles.

Les résultats qu'il a obtenu avec le physostigma ont été couronnés d'un succès parfait, et, d'après les phénomènes qu'il a vu se dérouler à ses yeux, il nous a donné un conseil utile à suivre pour que nous puissions compter sur le bon effet d'un si précieux agent. Ce conseil, basé sur ce que l'action de la fève d'épreuve est moins durable que celle de l'atropine, consiste à employer *toujours*, dans le cas de mydriase artificielle, des doses de la première de ces deux substan-

---

(1) Vid. *The Lancet*, mai 1863, t. Ier, p. 604.

ces, supérieures à celles de la dernière, ayant aussi le soin de mesurer l'action de l'atropine de façon que sa durée soit aussi courte que possible.

La mydriase artificielle, se produisant toujours toutes les fois qu'on procède à un examen rigoureux du fond de l'œil, ayant eu recours, bien entendu, à l'instillation préalable de l'atropine, trouve en effet dans la fève du Calabar un antagoniste efficace : or, comme la dilatation du diaphragme irien est toujours fâcheuse, parce qu'elle gêne beaucoup les malades, on devra, du moment où on pourra se procurer ce médicament, en faire l'application, celle-ci consistant tout simplement à l'introduire entre les paupières, après l'examen, par un des procédés ordinairement employés.

II. — *Mydriase pathologique.*

La mydriase qui se rattache à une cause morbide, soit de provenance traumatique, soit d'origine rhumatismale, soit à la suite d'une maladie débilitante par sa nature ou par sa longueur, etc., a été très-avantageusement combattue par des applications successives de l'extrait du Calabar.

Plus nombreux, à coup sûr, que ceux qu'on a publiés jusqu'à ce jour, on rencontre cependant, en cherchant bien, un nombre de résultats heureux plus que suffisant pour mettre en relief la véracité de notre assertion ; ainsi :

1° *Hart* (1), le premier, faisait connaître, au mois de mai 1863, le succès qui avait couronné l'emploi du physostigma dans deux cas qu'il avait eu à examiner à l'hôpital Sainte-Marie, de Londres.

Il s'agissait, dans l'un de ces deux cas, d'une *mydriase partielle provenant de la paralysie de la troisième paire*, tandis que dans l'autre, la *mydriase* avait été la *conséquence d'une asthénie consécutive à une longue fièvre.*

En se servant de solutions préparées à de différents degrés d'ac-

(1) *Loc. cit.*

tivité et en répétant son administration *toutes les quatre heures*, il n'a eu qu'à se louer d'un pareil essai.

2° Un peu plus tard, *M. Soelberg-Wells* a publié avec tous les détails possibles (1) l'observation d'un cas de *mydriase* résultant *d'une paralysie rhumatismale du constricteur de la pupille et du muscle ciliaire de l'œil droit*, le gauche étant normal, cas qu'il avait pu observer à l'hôpital Middlesex.

La malade, âgée de 26 ans, avait eu à souffrir, trois mois auparavant, d'une forte attaque de rhumatisme ayant pour siége principal le côté droit de la face. La vue de l'œil du même côté venant à être affectée un ou deux jours après, cet éminent médecin a cru devoir rattacher la maladie alors existante à celle qui l'avait précédée.

La vue de cette femme était tellement détériorée qu'il lui était tout à fait impossible de se livrer à la lecture et d'enfiler une aiguille les deux yeux ouverts. Du côté affecté, il y avait de la diplopie et de l'amblyopie. En faisant application de la solution de physostigma sur les deux yeux, il a remarqué une action spéciale sur l'accommodation : ainsi la pupille de l'œil normal éprouva une vive contraction, et celle de l'œil malade, qui avait 3 lignes et demi de diamètre, n'avait plus, un quart d'heure après que le médicament avait été appliqué, que les deux tiers d'une ligne.

La vue cependant s'améliora au bout de quelques jours, la guérison se maintenant depuis, et tellement que la malade pouvait lire assez bien les caractères les plus fins.

3° Nous empruntons à M. J. W. Hulke (2) le sommaire de *trois observations* recueillies à l'Hôpital ophthalmique de Londres, et communiquées à la Société médico-chirurgicale de la même ville dans la séance du 9 juin 1863.

---

(1) Vid. *The Méd. Times and Gazette*, 1863 ; vol. Ier, p. 501.

(2) Vid. *The Lancet*, t. I, p. 717; 1863.

OBSERVATION Ire.

Le malade est un marin qui a été admis à l'hôpital à cause d'une *paralysie de la troisième paire, avec mydriase* consécutive à une *périostéite syphilitique de l'orbite.*

En lui appliquant sur l'œil droit l'extrait de la fève africaine, deux heures après, le point le plus rapproché de la vision distincte (*punctum proximum*) était à 16 pouces et demi et la pupille avait une ligne de diamètre, tandis qu'avant l'application du médicament ce point-là était à 26 pouces, la pupille étant large de 2 lignes et demie.

En même temps, le *punctum proximum* de l'œil gauche était à 12 pouces et demi, au lieu de 20, et la pupille d'une ligne, au lieu de trois, en travers.

OBSERVATION II.

Le malade a une paralysie *de la branche gauche de la troisième paire, avec mydriase*, laquelle dure depuis quatre ans, et qui a été la conséquence d'une périostéite traumatique de l'orbite avec abcès.

Au bout d'une heure, à partir du moment de l'application du médicament, le *punctum proximum* est arrivé à 6 pouces, au lieu de 8 et demi, et la pupille s'est contractée depuis 3 lignes jusqu'aux trois quarts d'une ligne.

Dans l'œil sain, les résultats ont été les suivants : le *punctum proximum* est arrivé de 8 pouces et demi à 4 pouces, et la pupille s'est réduite depuis une demi-ligne jusqu'aux trois quarts d'une ligne.

OBSERVATION III.

Cette observation concerne un malade atteint aussi de *paralysie de la branche gauche de la troisième paire avec mydriase*, consécutive peut-être à un rhumatisme, et qui s'était reproduite après avoir cédé deux fois déjà à l'emploi de l'iodure de potassium.

Au bout d'une heure, le *punctum proximum* est arrivé de 10 à 5 pouces, et le diamètre de la pupille s'est réduit depuis 3 lignes jusqu'aux trois quarts d'une ligne.

4° L'observation qui suit appartient à M. Neill (1) :

Il s'agit d'un cas de *mydriase rebelle* chez un jeune homme, à la suite d'un coup de pierre reçu trois semaines avant. Quoique du sang ait été épanché dans les chambres antérieure et postérieure de l'œil, cependant, au moment de l'examen, l'absorption s'était déjà faite. Seulement, la pupille était restée quatre fois plus large qu'à l'état normal. La vision du côté affecté était confuse, et la pupille n'agissait pas sous l'influence stimulante de la lumière. On avait fait, sans résultat, des frictions de vératrine. On appliqua alors sur l'œil malade une goutte d'extrait de fève du Calabar (dose égale à cinq grains de poudre de fève) et, au bout de dix minutes, la pupille a commencé à agir. Une demi-heure ne s'était pas écoulée, que cette pupille égalait en dimensions celle de l'autre œil ; et, enfin, une heure après l'application du médicament, elle n'était pas plus large qu'une tête d'épingle. Le malade a pu lire après sans difficulté. L'autre œil n'a pas été atteint, et il ne s'est pas présenté le moindre symptôme général.

Le lendemain, la contraction pupillaire avait beaucoup diminué ; cependant la pupille ne présentait pas encore ces conditions primitives. Le malade a continué, pendant quelques jours, à faire un usage alterné du médicament avec un profit progresssif.

5° A l'occasion du Congrès ophthalmologique de Heidelberg (1re séance, 4 septembre 1863), M. Liebreich (2) a cité un cas de *mydriase double, avec paralysie complète de l'accommodation*. La maladie s'était manifestée d'une manière subite à la suite d'un accès d'épilepsie. Il s'est servi de la fève du Calabar en instillation, avec un succès tel que les fonctions de l'accommodation se sont rétablies tout de suite.

---

(1) Vid. *The Med. Times and Gazette*, t. I, p. 491 ; 1863.

(2) Vid. *Annales d'oculistique*, t. LI, p. 248 ; 1864.

III. — *Plaies périphériques de la cornée, et prolapsus de l'iris.*

Convaincu de la puissance contractile de la fève africaine sur les fibres concentriques de l'iris, M. Nuneley (1) a été le premier à proposer l'emploi de cet agent dans les cas de plaies de la cornée et du bord antérieur de la sclérotique.

Il a été conduit à essayer le nouvel agent, voyant que tous les moyens ordinairement conseillés pour dégager l'iris lorsque le prolapsus a lieu, quoique quelquefois couronnés de succès, échouent cependant le plus souvent; de telle façon qu'on peut dire que la guérison est dans de pareilles circonstances plutôt l'exception que la règle, et il y pensa d'autant plus qu'il savait parfaitement que ces blessures sont extrêmement fréquentes, et que, quand elles ne guérissent pas, elles entraînent des conséquences plus ou moins fâcheuses, selon l'étendue plus ou moins grande du prolapsus de l'iris et bien aussi suivant le degré plus ou moins élevé de l'inflammation que celui-ci détermine.

La conclusion à déduire de la connaissance de l'action de la fève du Calabar, par rapport à de pareils cas, ne pourrait être, en bonne logique, que l'idée de profiter de cette substance pour faire que l'iris restât, pendant quelques heures, à distance de la solution de continuité, grâce à la contraction presque complète de la pupille: de cette façon le prolapsus n'aurait pas lieu, et la plaie de la cornée pourrait ainsi très-bien guérir par première intention.

Sous cette impression il a employé le physostigma, et les résultats qu'il a obtenus ayant été aussi brillants que possible, lui ont fait établir en principe que : « lorsqu'on sera appelé pour des cas de cette nature immédiatement après que la cause a agi, ou quand, alors même que le prolapsus de l'iris se soit déjà produit, l'adhésion cependant ne soit encore faite, l'iris peut être éloigné de la plaie, et guérir alors comme une simple plaie chirurgicale. »

Pour confirmer pleinement ce que nous venons de dire, nous ne pourrons mieux faire que d'emprunter textuellement à M. Nuneley, les deux observations suivantes :

---

(2) Vid. *The Lancet*, t. II, p. 65; 1863.

OBSERVATION Ire.

J. B..., âgé de 33 ans, chaudronnier. 12 jours avant celui où je l'ai vu pour la première fois, au moment où il battait un rivet au feu rouge, il en a été frappé par une petite parcelle métallique, laquelle, après avoir traversé la paupière supérieure, a donné lieu à une plaie à la jonction de la cornée et de la sclérotique. Le quart de l'iris faisait hernie à travers la solution de continuité, tout le globe oculaire présentait une énorme vascularisation. La vision était considérablement altérée ; cependant, il paraissait ne pas avoir la moindre complication du côté du cristallin, du moins autant qu'on pouvait le juger d'après l'état nuageux de la cornée.

En appliquant une petite quantité d'extrait du Calabar sur la conjonctive, au moyen d'un petit tube capillaire dans lequel il était contenu, la contraction de l'iris s'est manifestée de suite, deux minutes après. Au bout de dix minutes, la pupille était devenue petite, circulaire et centrale, en même temps que le nodule de l'iris hernié avait diminué d'un tiers dans ses dimensions primitives. Trois heures plus tard l'effet se maintenait encore. A la fin d'une douzaine d'heures il avait diminué un peu, et il s'était abaissé d'une manière considérable lorsque vingt-quatre heures s'étaient écoulées.

On a fait alors une seconde application du médicament. L'iris se contracta promptement dans la même étendue que lors de la première application, et il ne s'est plus de nouveau dilaté complétement. La pupille est restée dans une meilleure position, ayant en même temps de meilleures dimensions. Ayant tout retiré de la plaie, celle-ci n'est pas devenue adhérente.

OBSERVATION II.

A. S....., âgé de 7 ans, s'est piqué le bord inférieur de la cornée avec la pointe d'un canif, dix-huit jours avant celui où j'ai été consulté.

La procidence de l'iris est considérable, quoique pas aussi étendue que celle du sujet de la première observation. L'introduction du médicament fut tout de suite suivie de l'éloignement partiel de l'iris, par rapport à la plaie, et de la diminution et centralisation de la pupille.

Cela ne s'est pas passé cependant aussi nettement que dans le premier cas, ce qui probablement a été occasionné par l'application moins parfaite de l'extrait. L'enfant, ayant eu peur, criait et ne restait pas tranquille, de sorte que la petite quantité qui avait été appliquée sur la conjonctive a été effacée par les larmes.

Vingt-quatre heures après, lorsque l'effet s'est abaissé, on a fait une nouvelle application de l'extrait, plus parfaite alors, et, au bout de quinze minutes, la pupille est devenue ronde, centrale et pas plus large qu'une tête d'épingle.

Dans les deux cas que nous venons de rapporter, l'application de la fève du Calabar n'a causé ni douleur ni irritation ; et pour pouvoir bien en apprécier les effets, il ne fut employé aucun autre moyen pendant deux jours.

Les progrès ultérieurs ont été, dans les deux observations, très-satisfaisants, et la distorsion de la pupille, de même que le myocéphalon, ont été moins considérables que ce que, dans des cas semblables, M. Nunneley avait eu l'occasion d'observer auparavant.

M. Giraldès a employé aussi, à l'hôpital des Enfants-Malades, l'extrait du Calabar, préparé par M. Reveil, dans le but de dégager l'iris enclavé dans une plaie cornéenne.

Voici, à propos de l'application thérapeutique de la fève de Calabar à l'oculistique, tout ce que nous avons trouvé de positif dans les recherches nombreuses et patientes, dans les recueils périodiques qu'il a été possible de nous procurer.

Comme on le voit, la science compte déjà un bon nombre de résultats utiles, et on peut en prévoir, dès à présent, un plus grand nombre.

Avant d'aller plus loin, n'oublions pas cependant de mentionner comme étant réellement avantageux et déjà vérifiés les bienfaits produits par cet agent dans d'autres cas.

Il en est ainsi par exemple de l'action sur les *pupilles glaucomateuses* tant que l'iris n'est pas encore atrophié.

MM. Donders et Von Graefe ont mis en effet plusieurs fois à profit cette propriété de contraction, afin de préparer l'œil à l'opération de l'iridectomie dans le glaucôme.

On comprendra bien toute la portée d'une telle application en remarquant que, en contractant la pupille, et en élargissant et en tendant par conséquent le diaphragme irien, non-seulement on offrira une plus vaste et plus résistante surface aux instruments qui doivent le saisir en faisant l'iridectomie, mais encore on diminuera ainsi les chances de blesser le cristallin. Au fait, tout le monde sait que plus la mydriase est considérable, plus on court le risque de blesser cette lentille.

Un des premiers, M. Giraldès a indiqué dans ses leçons cliniques, et dans des communications à la Société philomatique et à la Société biologique, les services que cette substance était appelée à rendre dans des cas d'*adhérence de l'iris*. Maintes fois il a employé l'extrait en question, dans le but d'empêcher les adhérences de l'iris à la cornée dans les cas d'ulcères de la cornée; soit encore pour déchirer, arracher les adhérences dans les cas de synéchie antérieure ou postérieure. Dans ce but, il employa alternativement l'extrait de fève du Calabar et l'atropine, pour solliciter un mouvement de contraction et de dilatation, un véritable *va-et-vient*, qui allonge les adhérences, et facilite leur arrachement.

Dans ses leçons il a montré des malades de son service d'ophthalmologie, chez lesquels ce procédé avait été employé avec succès.

Des essais moins brillants ont été faits dans des cas de *keratoconus*, de *luxation du cristallin* et d'*autres anomalies*, etc.

On comprend cependant que la fève du Calabar puisse devenir utile et dans ces cas-là, et dans d'autres encore. Ainsi, par exemple, dans l'*hypermétropie* (1), en profitant de la propriété qu'elle a de rapprocher le point de la vision distincte.

La *myopie*, enfin, pourra aussi en retirer des avantages, vu qu'en rapprochant le point de vision distincte, sans rapprocher le *punc-*

---

(1) Vid. *Annales d'oculistique*, t. L, p. 102; 1863.

tum remotum la fève africaine augmente toujours la latitude d'accommodation (1).

---

(1) Les *préparations pharmaceutiques* de la fève de Calabar, qu'on pourra employer avec avantage dans le but de rendre aussi sûre et aussi facile que possible son application topique sur l'œil, sont les suivantes:

(a) *Solution alcoolique concentrée.* — Nous ne conseillerons pas l'usage de cette solution; elle contient, d'après Hambury, tout le principe actif; elle est le plus souvent inapplicable ; ses propriétés irritantes doivent la faire bannir de la thérapeutique oculaire. L'instillation d'une seule goutte de cette solution fait couler de suite un flot de larmes qui entraînera une grande partie du médicament.

Les autres préparations n'occasionnent point les mêmes phénomènes; nous les conseillerons presque indifféremment.

(b) *Méthode directe.* — Celle-ci consiste à employer l'extrait préparé en épuisant par l'alcool la fève finement pulvérisée, et en évaporant la solution jusqu'à consistance sirupeuse.

Pour s'en servir, on prend avec un petit pinceau fin et humecté dans l'eau un peu d'extrait, et on l'applique sur la face interne de la paupière inférieure. Quoiqu'il soit difficile de doser par ce procédé avec précision le médicament employé, celui-ci cependant manifeste son action caractéristique d'une manière assez nette au bout de cinq à six minutes.

(c) On a préparé en Angleterre, par le procédé de M. Streatfield, un *papier calabarisé* avec la solution du physostigma.

On place sur le bord des paupières, ou à l'angle de l'œil, un des petits carrés de ce papier, chaque carré correspondant à une goutte de la solution employée et à une proportion bien définie du principe actif.

Cette manière d'appliquer la fève du Calabar est assez commode, et ne gêne les malades autrement que par son action médicamenteuse.

Voici comment aujourd'hui, à Londres, MM. Bell et Cie préparent ce papier, qui constitue la forme principale sous laquelle on livre au commerce l'agent en question: On soumet d'abord à l'extraction dans de l'alcool concentré à une température assez élevée, les fèves réduites en poussière fine; on filtre ensuite la solution et on l'évapore. On laisse alors refroidir la liqueur obtenue, on la filtre de nouveau, et on obtient une teinture qu'on peut livrer au commerce. Pour préparer le *papier* dit de *Calabar* on trempe le papier quatre fois dans le liquide, en faisant attention à ce qu'il soit redevenu parfaitement sec, avant de procéder à une nouvelle immersion.

Sous cette nouvelle forme, le physostigma a été employé par MM. Ogle et Hart.

Aujourd'hui on applique très-fréquemment le papier de Calabar, non-seule-

CHAPITRE II

APPLICATION THÉRAPEUTIQUE DE LA FÈVE DU CALABAR A DIFFÉRENTES ESPÈCES DE MALADIES.

Quoique le trait le plus saillant de la fève du Calabar soit celui qui a rapport à son action sur l'appareil da la vision, elle en a cepentant d'autres assez remarquables, comme nous l'avons fait sentir précédemment.

---

ment parce qu'on peut ainsi bien doser le médicament, mais aussi parce que cette forme est commode et réussit toujours.

(d) Une quatrième forme pharmaceutique est celle qui consiste à incorporer la fève du Calabar à la glycérine.

C'est comme cela que M. Reveil l'a préparée le premier en France (1 d'extrait pour 5 de glycérine), et que M. Giraldès l'a employée dans ses premières expériences. Les effets obtenus par ce chirurgien distingué ont été aussi prompts que si on se fût servi de la méthode directe.

Du reste, on procède aussi en l'appliquant au moyen d'un pinceau entre les deux paupières.

Voici comment les pharmaciens anglais dont nous venons de citer les noms préparent actuellement ces glycérolés, qui ont un avantage incontestable sur les solutions aqueuses ; celles-ci en effet sont soumises facilement à une décomposition assez rapide, tandis que les solutions dans la glycérine se conservent très-bien.

On soumet à l'extraction alcoolique au bain-marie les fèves du Calabar, ayant eu le soin préalable de bien les peler et de les réduire en une poudre fine autant que possible. On filtre après, et on évapore ensuite jusqu'à consistance de sirop, et on dissout le résidu dans une quantité suffisante de glycérine.

(e) Dernièrement M. Hart (*The Lancet*, janvier 1864) a introduit un perfectionnement assez grand et depuis quelque temps recherché dans la préparation pharmacologique de la fève du Calabar, perfectionnement qui consiste à remplacer le papier par une substance susceptible de se dissoudre parfaitement dans les larmes sans causer la moindre irritation. Cette substance — c'est la *gélatine*. M. Hart a étendu cette innovation utile à la préparation de l'atropine, destinée aussi aux usages ophthalmologiques, et pour cela il procède de la manière suivante :

Il commence par faire purifier la gélatine, et il y ajoute ensuite une certaine

Les praticiens, se fondant sur les propriétés dépressives du système nerveux et se rappelant l'histoire de son antagoniste (la belladone), cherchèrent une nouvelle voie pour élargir son horizon thérapeutique.

Nous allons maintenant faire l'énumération de toutes ces applications secondaires, quoique assez importantes pour mériter notre attention et légitimer nos recherches.

Erysipèle.

La seule application de ce genre qui, à notre connaissance, ait été publiée jusqu'à présent appartient au Dr Fraser (1). Nous ne pouvons donc mieux faire que de citer textuellement le médecin distingué à qui revient l'honneur d'avoir fait une importante découverte, et d'avoir employé le premier un moyen dans une direction jusqu'alors inconnue.

OBSERVATION.

15 novembre 1861. — Walter S., âgé de 31 ans, marié, ouvrier.

---

proportion d'extrait de fève du Calabar ou d'atropine. Il a préparé des espèces de petites rondelettes dures et flexibles, comparables aux pains à cacheter transparents. Ces petites rondelettes se dissolvent complétement et promptement dans l'œil.

(f) Dans quelque temps enfin on se servira de l'alcaloïde de la fève du Calabar que MM. Jobst et Hesse, de Stuttgard, ont obtenu en traitant cette substance par l'alcool, et le résidu par l'éther. Par ce procédé, ils sont arrivés à retirer un produit de couleur jaune brunâtre, amorphe, se séparant sous forme huileuse, qu'ils regardent comme la *physostigmine* ou la *calabarine.*

Vingt et une fèves n'ont donné qu'une faible dose d'alcaloïde, et deux gouttes de la solution aqueuse ont fait contracter la pupille. Pris à l'intérieur, il agit comme l'acide hydro-cyanique. L'alcaloïde d'une seule fève donnée à un lapin a suffi pour le tuer en vingt-cinq minutes; et, appliquée sur l'œil d'un lapin mort, la solution aqueuse en a fait contracter la pupille très-sensiblement (Vid. *Annales d'oculistique*, 1864, t. LI, p. 281).

(1) *Loc. cit.*

Le malade, quatre jours avant, avait commencé à sentir des frissons, ce qui ne l'empêcha pas de continuer son travail jusqu'à la matinée d'hier.

Quand je l'ai vu (10 heures du matin), le pouls était à 96, plein et dur; toute la face, et notamment du côté droit, était rouge et enflée; les lèvres et les paupières offraient un gonflement assez considérable; l'inflammation s'étendait au cuir chevelu, aux oreilles et au cou; la langue présentait un léger enduit; la gorge était rouge et sensible. Pendant deux nuits, où il n'a pas pu dormir, le malade a été très-agité. La nuit dernière, il y a eu du délire. Je lui ai prescrit : Teinture de physostigma, 7 gouttes, eau, 4 grammes, pour prendre immédiatement. J'ai ordonné aussi de saupoudrer avec de la farine les parties enflammées.

Huit heures du soir. Le pouls est à 94; l'agitation a diminué un peu. — Répéter la teinture.

Le 16 (10 heures du matin). Pouls à 90 pulsations, toujours plein et dur. Le malade a dormi un peu pendant la nuit. Il y a eu encore un peu de délire. — Répéter la teinture.

Huit heures du soir. Pouls à 86; il a dormi deux heures dans l'après-midi; l'inflammation est moins intense; le ventre est libre. — Répéter le médicament.

Le 17 (10 heures du matin). Pouls à 78, mou et légèrement irrégulier. Il a bien dormi la nuit dernière; le délire n'est pas revenu. On voit la desquamation qui commence à la face. — Répéter la teinture.

Huit heures du soir. Pouls à 69, mou, irrégulier et intermittent. Le malade a dormi pendant la journée. Les traits deviennent reconnaissables. La sensibilité de la gorge n'existe plus. En interrogeant le malade, j'ai appris qu'il éprouvait à l'épigastre une sensation qu'il compare à celle d'une balle roulant tout autour, et qui est suivie d'éructations. Cette sensation a été éprouvée une demi-heure après l'administration des deux dernières doses. — Répéter la teinture.

Le 18 (10 heures du matin). Pouls à 62, mou, irrégulier et intermittent. Il n'y a presque pas de gonflement; on ne le remarque, pour ainsi dire, que dans une petite étendue autour des oreilles. Le malade lui-même se trouve assez bien, seulement il ne peut pas se tenir debout, à cause de la faiblesse qu'il éprouve aux cuisses et aux jambes, et qui se fait sentir dans les extrémités supérieures. — Teinture de physostigma, 8 gouttes.

Huit heures du soir. Le malade a passé presque toute la journée hors du lit. Le pouls, à 65, est mou et intermittent. Il se plaint d'une faiblesse extrême. L'érysipèle est complétement disparu. On a supprimé la teinture.

Après cela, le pouls s'est élevé graduellement jusqu'à 70 pulsations, et il est devenu beaucoup plus fort au bout de quelques jours. La faiblesse musculaire n'existait plus à la fin de deux jours.

Chorée.

M. Harley (1) a employé la poudre du physostigma venenosum contre un cas de ce genre à l'hôpital du collége de l'Université, et les résultats qu'il a obtenus, quoique pas tout à fait efficaces, ce qui ne doit pas être sujet de découragement à cause de la nature assez rebelle de cette maladie, doivent cependant engager les praticiens à faire de nouveaux essais dans cette direction.

Il s'agissait d'une jeune fille de 11 ans. Cet éminent médecin a commencé par 1 grain par jour, et il en a élevé graduellement la dose jusqu'à 9.

En fait d'accidents, il n'a remarqué, en donnant même de 4 à 6 grains à la fois, que des coliques passagères et un ou deux vomissements.

L'action sur la pupille a été prompte.

L'état de la malade s'est cependant notablement amélioré.

---

(1) Vid. *Med. Times and Gazette*, t. I, p. 61 ; 1864.

Névralgies.

Il est incontestable, d'après Fraser, que quelques névralgies cèdent complétement ou du moins s'améliorent d'une manière assez sensible, grâce à l'application rationnelle de l'agent en question. La fève du Calabar paraît avoir une action anesthésique assez marquée pour qu'on doive tenter son emploi lorsque les moyens ordinaires mettront beaucoup de temps à réussir, ce qui arrive souvent à ces sortes d'affections, malheureusement rebelles de leur nature, et toujours gênantes pour les malades à cause des souffrances continuelles qu'elles déterminent.

En supposant que la fève du Calabar agisse probablement dans ces cas en produisant dans les nerfs de la région affectée un changement local qui porte atteinte au pouvoir qu'ils ont de recevoir ou de conduire les impressions (si en effet les modifications obtenues dépendaient d'une action générale, on devrait remarquer, ce qui n'arrive point, des symptômes généraux appréciables), en raisonnant d'après cette hypothèse, Fraser a surtout appliqué la fève d'épreuve dans des cas de *gastralgie*, d'*hystéralgie*, de *névralgie des extrémités inférieures* produites par la pression d'une grande tumeur fibreuse de l'utérus, etc.

En se servant soit de la teinture, soit de l'extrait alcoolique, extérieurement, et d'autres fois à l'intérieur, il a cru cependant devoir donner la préférence à la première des deux formes médicamenteuses.

Pour mieux faire ressortir les résultats qu'il a pu observer en employant ce moyen, nous prendrons deux de ses observations, l'une pour démontrer l'efficacité de l'application locale, l'autre pour laisser apprécier les avantages de son administration à l'intérieur.

Obs. 1re. — J. S..., âgé de 38 ans, brasseur. Le 5 mars 1862 (8 heures du matin). Le malade accuse à la région lombaire de vives douleurs qui augmentent par les mouvements. Ces douleurs commencèrent subitement le 1er mars, lorsqu'il travaillait, et il dit qu'il s'était mouillé avant. D'abord intermittentes, mais cependant tellement violentes pendant les paroxysmes, qu'il était forcé de suspendre son travail, ces douleurs se sont surtout exaspérées dans les deux derniers jours. A présent elles sont continues, quoique avec des exacerbations occasionnelles, ce qui l'a forcé à rester au lit. Il dit ne pas avoir pu dormir pendant deux nuits. Au moment où je l'ai examiné, il était couché sur le dos et il paraissait éviter de faire le plus léger mouvement. La douleur, bornée à la région lombaire, est beaucoup plus intense du côté droit. — J'ai prescrit 4 gr. de teinture de physostigma pour faire des frictions sur la partie douloureuse pendant un quart d'heure.

Le 7 mars (10 heures du matin). Le malade se porte beaucoup mieux, il peut faire quelques petits mouvements, et il a dormi pendant la nuit. Il dit que la douleur est disparue une demi-heure après l'application des frictions, mais qu'elle est revenue au bout de trois heures, moins violente cependant qu'auparavant. La même dose du médicament fut ordonnée pour des frictions à faire immédiatement, et pour répéter encore celles-ci à une heure du soir.

Huit heures du soir. Je trouve le malade assis devant le feu, sans la plus légère douleur.

On répéta encore une fois les frictions (1), et le lendemain le malade reprenait son travail.

Ayant trouvé vraiment intéressante cette observation, nous n'avons pas hésité à la rapporter ici avec tous ses détails. La maladie, en vérité, a cédé avec une rapidité qui est bien loin d'être la règle générale. Cette observation est donc, à notre avis, une leçon utile dont nous devrons nous rappeler lorsque nous pourrons nous procurer la fève du Calabar avec toutes les facilités désirables.

Obs. 2. — Dans cette observation, il est question d'une *gastralgie* qui céda à l'usage intérieur de la teinture.

(1) L'application locale de la teinture détermine un léger degré de cuisson et de rougeur, ce qui paraît pouvoir être attribué à l'alcool qui entre dans sa composition.

J.-M. G... âgé de 19 ans, domestique. Pendant quelques jours, il s'est trouvé indisposé, avec perte d'appétit et une sensation d'oppression à la région épigastrique.

9 novembre (neuf heures du soir). Aujourd'hui, immédiatement après le déjeuner, le malade a vomi beaucoup, et les vomissements se sont répétés après avoir dîné modérément, de même qu'après avoir pris du thé. Les matières du vomissement n'étaient que des aliments presque inaltérés. Le pouls est à 70. La langue, humide, présente un tout léger enduit. Il accuse de grandes nausées. — J'ai ordonné la teinture de physostigma, 7 gouttes.

Le 10 (dix heures du matin). Pouls à 66, faible et compressible. Les nausées existent toujours ; cependant, ayant déjeuné très-légèrement, il n'y a pas eu de vomissements. Il accuse des éructations, et à l'épigastre la sensation particulière qui se rattache à l'emploi de la fève africaine et dont nous avons parlé à propos de l'érysipèle. — Répéter la même dose de teinture.

Quatre heures du soir. Pouls à 60, mou et irrégulier. Le malade a bon appétit, et il a pris et gardé son dîner habituel. Les nausées sont tout à fait disparues. Il se plaint de ne pas pouvoir travailler à cause de la faiblesse qu'il éprouve dans les extrémités supérieures et inférieures. — Supprimer la teinture.

Les nausées et les vomissements ont cessé tout à fait, et la faiblesse des extrémités a disparu dans très-peu de temps.

Bronchite aiguë.

L'une des maladies à laquelle Fraser a étendu avec un plein succès l'emploi de la fève du Calabar, c'est la bronchite aiguë.

Quoique cette maladie cède fort souvent sans qu'il soit nécessaire de recourir à aucun traitement énergique, cependant le cas qui se présentait, comme on pourra bien le déduire de l'observation dont nous allons rendre compte, était assez grave. Or, comme la fève du Calabar a été le seul moyen curatif employé, on doit, de justice, conclure qu'elle a été l'agent principal de la guérison.

OBSERVATION.

E. M..., âgé de 40 ans, marié, d'une constitution assez robuste.

Je l'ai vu pour la première fois le 2 mars 1862 (huit heures du soir), et il m'a dit qu'il y avait trois jours qu'il se sentait indisposé. Le pouls marquait 110 pulsations, et il était plein et fort. La respiration était à 37 par minute. Toux fréquente, avec expectoration mousseuse d'une quantité assez considérable de mucus : langue sèche et saburrale. Toute la surface du corps est sèche et chaude. Soif vive, céphalalgie intense. — *Signes physiques.* Percussion thoracique normale. L'auscultation révèle l'existence d'une crépitation abondante et fine dans le poumon gauche, surtout vers le sommet, et des râles ronflants dans le côté droit du thorax. — J'ai prescrit 10 gouttes de teinture de physostigma.

Le 3 mars (dix heures du matin). Pouls à 90, moins dur. Respiration à 34. Trois déjections liquides depuis la nuit dernière. Le malade a vomi, deux heures à peu près après avoir pris la teinture, ce qui a été suivi d'une abondante perspiration. La langue présente une amélioration sensible, l'enduit est moins prononcé. La surface du corps est moite. (Donner 6 gouttes de teinture.) — Huit heures du soir. Pouls à 76 : respiration à 34. Il n'y a eu qu'une déjection depuis la visite du matin. Il accuse spontanément une sensation de faiblesse musculaire, et il dit éprouver une sensation pénible à l'épigastre et bien aussi des éructations dix minutes à peine après chaque dose du médicament. Ces incommodités persistent pendant une demi-heure. — Répéter la teinture, 10 gouttes.

Le 4 (dix heures du matin). Pouls à 84, très-mou et compressible; respiration à 28. Pas de nausées ni de vomissements. Le ventre est régulièrement libre. Plus de céphalalgie. La toux n'est pas aussi fréquente. On n'entend plus les râles ronflants dans le poumon droit, tandis que les phénomènes du côté gauche persistent les mêmes. — Répéter la teinture, 10 gouttes.

Huit heures du soir. Pouls à 72, mou et irrégulier. Respiration à 28. Peau moite. Langue humide, presque pas d'enduit. Appétit augmenté. Le malade a toujours des éructations. — Répéter la teinture, 10 gouttes.

Le 5 (dix heures du matin). Pouls à 70, respiration à 30. La crépitation est bornée au sommet du poumon gauche. — Répéter la même dose de la teinture.

Huit heures du soir. Pouls à 66, très-mou et intermittent; respiration à 27. Langue moite et sans le moindre enduit. La surface générale du corps très-moite ou plutôt mouillée. — Répéter la teinture, 8 gouttes.

Le 6 (dix heures du matin). Pouls à 68, mou et irrégulier ; respiration à 25. Il n'y a plus de fièvre. La langue est normale. Les signes physiques du côté des poumons ont considérablement diminué. La prostration musculaire est très-grande. — Supprimer la teinture.

Quatre jours après, la faiblesse musculaire n'existait plus, et le malade était complétement guéri, sans avoir eu recours à aucun autre traitement ultérieur (1).

Delirium tremens.

La fève du Calabar a déjà été appliquée avec un profit incontestable dans des cas de *dipsomanie* (2). Les deux observations suivantes ont été empruntées *in extenso* à l'excellente thèse du Dr Fraser.

OBSERVATION Ire.

W..... (J.), âgé de 36 ans, d'une constitution robuste et d'un tempérament sanguin; c'est un ouvrier employé dans une distillerie, qui s'est laissé aller à boire d'énormes quantités de *whisky*, n'ayant pris aucune nourriture pendant deux jours.

---

(1) Fraser, *loc. cit.*, p. 27.

(2) En ayant recours à la fève d'épreuve dans de pareils cas, il est question, comme indication de premier ordre, de combattre le symptôme le plus proéminent de la maladie, c'est-à-dire l'insomnie opiniâtre.

Le 27 décembre (huit heures du soir). J'ai trouvé le pouls du malade à 90, plein et dur. La langue, procidente et tremblante, est humide et présente un léger enduit. Il y a deux jours que les symptômes se sont manifestés.

La nuit dernière, le malade n'a pas pu dormir, et à cause de la violence du délire il sautait fréquemment hors de son lit, malgré les soins de sa femme et d'un de ses parents.—J'ai ordonné la teinture de physostigma, 8 gouttes, pour prendre tout de suite.

Le 28 (dix heures du matin). Le pouls, à 84, est irrégulier, mais plein et dur ; le malade a dormi un peu, et la nuit s'est écoulée calme et sans délire. — Teinture, 12 gouttes.

Huit heures du soir. Pouls à 76, mou et irrégulier ; le malade a pu dormir pendant deux heures après l'application de la dernière dose du médicament ; pas de délire ; le ventre est libre. — Répéter l'ordonnance.

Le 29 (dix heures du matin). Pouls à 68, mou et intermittent. Il a dormi toute la nuit et il s'est réveillé rétabli en apparence ; il se plaint seulement d'une grande faiblesse des membres lorsqu'il essaye de marcher. — Supprimer la teinture.

Quelques jours après, le malade était tout à fait guéri.

OBSERVATION II.

D..... (M.-P.), âgé de 43 ans, ouvrier robuste. Il est entré à l'hôpital, le 21 février, avec une pneumonie limitée à la base du poumon droit.

Outre les signes propres à cette affection, on observait une agitation toute particulière, les yeux se promenaient incessamment d'un objet à l'autre, ses réponses étaient brusques et il faisait des remarques incohérentes à tout bout de champ.

Il a dit cependant qu'il avait bu pendant sept jours consécutifs, jusqu'à la veille de celui où il a été reçu à l'hôpital, et que pendant tout cet espace de temps il avait bu au moins six quarts de bière et 3 ou 4 décilitres de *whisky* par jour. — On a prescrit une mixture expectorante.

Le 1er mars, dix heures du soir. Pouls à 120, plein et bondissant; la langue est sèche, avec un enduit grisâtre, et tremblante lorsqu'il la sort de la bouche; la peau est sèche et chaude; le malade n'a pas pris de nourriture depuis son admission; les mains tremblent lorsqu'il cherche à les élever; il n'a pas dormi la nuit dernière et il a été très-agité; à présent il a des hallucinations.

Huit heures du soir. Pouls à 126, plein, bondissant et un peu dur. Il n'a pas encore ni dormi, ni mangé depuis la première visite; l'excitation, l'embarras de la parole et le tremblement des mains et de la langue continuent comme auparavant; il essaye de se délivrer de persécuteurs imaginaires, en criant et en disant qu'on le bat; les pupilles présentent un diamètre d'environ 2 lignes et demie, elles sont presque égales et mobiles. — 6 gouttes de teinture de physostigma.

Dix heures du soir. Pouls à 112, encore dur et bondissant. — Répéter la teinture, 10 gouttes.

Onze heures du soir. Pouls à 90, beaucoup plus compressible; le malade est moins agité et il dit qu'il se sent mieux. — Répéter la teinture.

Minuit. Pouls à 78, mou et régulier; le malade s'est bientôt endormi après la dernière dose, et son sommeil est si profond dans ce moment-ci, qu'il ne s'est pas réveillé quand nous avons soulevé les couvertures pour lui tâter le pouls; il a continué de dormir jusqu'à une heure et demie du matin, après quoi il s'est réveillé assez calme pour s'endormir de nouveau pendant quatre heures.

Le 2 mars, 10 h. du m. Pouls à 84, mou et régulier. La peau est couverte de sueur. La langue, humide et avec un enduit grisâtre, est encore un peu tremblante. Le malade ne peut pas tendre sa main avec une fermeté comparative. Les pupilles, contractées, présentent un diamètre d'une ligne à peu près. On ne remarque cependant aucune altération dans la vision. Le malade est capable de lire de très-petits caractères d'imprimerie à une distance de six pouces, et il peut très-bien compter de petits objets placés à l'autre extrémité de la salle, qui est assez grande. Les hallucinations n'existent plus, et le malade fait un léger déjeuner. — 9 h. du soir. Pouls à 86. — Prenez 6 gouttes de la teinture.

Le 3, 10 h. du m. Pouls à 78. Le malade a bien dormi pendant la nuit dernière, tout à fait comme quand il est bien portant. La langue ne présente plus d'enduit. La peau est moite. On n'observe plus de symptômes de delirium tremens.

Malgré les bons résultats qu'il a retirés de l'emploi de la teinture de la fève du Calabar, Fraser recommande cependant de borner cette application à des cas pareils à ceux dont nous venons de tracer l'histoire, en la rejetant toujours dans le cas où les malades soient faibles, et lorsque, avec un pouls petit, on aura affaire à tous les autres symptômes caractéristiques de la *variété asthénique* du delirium tremens.

Comment expliquer maintenant, dans ces cas-là, l'action de la fève du Calabar?

Est-ce parce qu'elle agit directement sur le système nerveux, en ramenant le cerveau, alors dans des conditions anormales à cause de l'abus de l'alcool, à sa normalité ordinaire? Ou bien, agit-elle sur le cœur, en calmant l'activité de ce dernier organe, qui se contracte avec une plus grande fréquence, grâce à la condition anormale du cerveau?

On peut très-bien se poser ces questions, si on se rappelle que tous les symptômes du delirium tremens peuvent être rapportés au cerveau et au cœur. Eh bien! Avec Fraser, nous penchons pour la dernière solution, et nous sommes d'avis que la fève du Calabar calme l'activité exagérée du cœur, par l'intermédiaire du système nerveux.

Tétanos.

Dans sa thèse, Fraser, après avoir constaté l'action spéciale de la fève du Calabar sur la moelle épinière, a prédit qu'elle pourrait rendre de véritables services dans toutes les conditions hyperesthésiques de cet organe. Ainsi, sans l'avoir essayée, il disait que dans le tétanos l'état du système spinal, affecté par une cause morbide, pourrait très-bien être allégé par cet agent.

Cette manière de voir n'est pas restée stérile, car cette année, en Angleterre, M. Holmes Coote, et en France, M. Bouvier, avec le concours de M. Giraldès, ont employé le physostigma venenosum contre cette maladie.

En empruntant à cet éminent médecin anglais (1) l'observation qui suit, il faut avouer d'avance que nous lui donnons une place dans notre thèse, tout simplement parce que la fève de Calabar entre pour quelque chose dans le traitement employé. Nous n'avons pas la prétention de vouloir attribuer à cette substance l'heureuse issue de la maladie; seulement, nous ne voulons pas manquer à notre programme, en laissant passer sous silence la moindre circonstance qui puisse avoir rapport au sujet dont nous avons essayé de faire l'histoire.

D'ailleurs le cas suivant est, à notre avis, assez intéressant, car il servira à démontrer l'action de certains médicaments (croton tiglium, calomel, morphine en injections hypodermiques, fève de Calabar) donnés à hautes doses et dans une succession rapide, dans le traitement de cette maladie, le plus souvent indomptable, et où les symptômes s'aggravent toutes les heures et présentent des modifications dont la signification est parfois difficile à interpréter.

OBSERVATION.

W. P...., âgé de 35 ans, a écrasé la dernière articulation de l'indicateur droit sous un lourd cylindre en fer le 11 février 1864. Quinze jours après il s'adressait à l'hôpital (St Bartholomew's hospital).

Examiné par M. Nash, celui-ci a trouvé la dernière phalange toute dénuée de périoste, ce à quoi il a remédié par une opération appropriée à la circonstance.

(1) Vid. *The Lancet*, t. I, p. 348; 1864.

Deux jours se sont passés sans qu'on ait pu remarquer de symptômes fâcheux, après quoi le malade a commencé à se plaindre d'une espèce de roideur dans le maxillaire inférieur, qu'il attribua au froid, et qui, d'après lui, a toujours existé depuis le 25, quoique à un degré moins élevé.

Quand je l'ai vu, le 28, il offrait des signes inéquivoques de trismus ; la bouche, à demi ouverte, ne pouvait plus s'ouvrir largement, et la déglutition se faisait assez difficilement. Comme le malade était très-constipé, on lui a administré immédiatement une goutte d'huile de croton tiglium.

Sept heures du soir. Cette substance a produit son effet. On a prescrit 25 gouttes de la solution sédative de Battley pour prendre le soir.

Le 29. Il a bien dormi. Pouls à 85. Il croit pouvoir ouvrir la bouche un peu plus, cependant la déglutition se fait toujours difficilement. — Répéter la dose précédente d'huile de croton.

Sept heures du soir. Il y a eu deux garde-robes un peu douloureuses ; les matières évacuées sont noirâtres.

Dix heures et demie du soir. Le malade dit que quand il s'endort, les mâchoires mâchonnent.

Le 1er mars. Il a mal dormi, à cause du délire qui est survenu. La constipation est revenue. Les muscles abdominaux présentent une tension assez marquée. J'ai ordonné 2 grains de calomel et 1/3 de grain d'opium toutes les trois heures jusqu'à salivation.

Sept heures du soir. Il y a eu deux déjections. Il se trouve assez bien, seulement il continue à éprouver de la difficulté à avaler.

Le 2. Le malade a bien dormi. Pouls à 88, ventre libre, muscles abdominaux moins rigides, les mâchoires s'ouvrent plus facilement, les gencives révèlent l'action du mercure.

Le 3. Le mâchonnement des mâchoires trouble son repos, les muscles du ventre sont moins tendus ; le pouls est à 88.

Sept heures du soir. Il n'est pas tout à fait aussi bien, la langue est très-sensible, pouls à 96.

Le 4. J'ai prescrit 1 goutte d'extrait de fève du Calabar dans de la glycérine (dose égale à 4 grains de poudre) toutes les heures, ou toutes les deux heures, suivant l'effet produit.

Le 5. Les mâchoires sont étroitement fermées. Pouls à 104; muscles abdominaux rigides, Par méprise on avait suspendu l'usage de la fève du Calabar après la troisième dose.

Midi. J'ai prescrit de restreindre à 1 grain d'extrait, toutes les heures, l'emploi du physostigma. Le malade a pris une dose toutes les heures jusqu'à huit heures du soir. Aucun effet sensible ne s'est manifesté, il s'est cependant endormi jusqu'à 6 heures 20, et on lui a donné alors une nouvelle dose.

Le 6, une h. du m. Il s'est réveillé de nouveau, et il dit qu'il se sent mieux. (Deux gouttes d'extrait de Calabar, dose égale à 8 grains de poudre. — 8 h. du m. Pouls à 104, spasmes dans les membres, douleur à l'épigastre. — 10 h. du m. Pas d'amélioration. — 11 h. du m. J'ai suspendu l'usage de la fève du Calabar : dans le but de produire un sommeil ininterrompu, on a fait une injection hypodermique avec un grain d'acétate de morphine. On a répété l'injection encore deux fois. — 8 h. du s. Il est profondément endormi.

10 h. du s. Les pupilles sont très-contractées ; il dort encore. Quarante minutes après, il s'est réveillé, et il se croit mieux. Le pouls est à 136. — Faites une injection avec 1 demi-grain d'acétate de morphine.

Le 7. Il a pris quelque nourriture. — A 2 heures du soir, et puis après à 8 heures, et encore à 11 heures, on a injecté hypodermiquement 1 grain d'acétate de morphine à chaque fois.

Le 8, 10 h. du m., le pouls est à 128. — Injection de 1 grain d'acétate de morphine.

2 h. du s. Le spasme des membres a beaucoup diminué; son sommeil est calme, pouls à 120 et faible. — Prenez, en trois fois par jour, 5 grains de sulfate de quinine.

11 h. et quart du s. — Injection d'un demi-grain de morphine.

Le 9. Le mâchonnement a diminué ; le malade peut mouvoir les bras et il parle facilement.

5 h. du s. Injection d'un grain d'acétate de morphine.

8 h. du s. *Idem.*

Le 10, il a passé une bonne nuit.

A 2 h., on a injecté 1 grain d'acétate, et 2 grains à 8 heures et quart.

Le 11. Il semble tout à fait bien portant. — Répéter l'injection avec 2 grains.

Le 12, il entre en convalescence.

Le 22, les médicaments ont été graduellement suspendus.

Dans l'observation que nous allons emprunter à M. Lemaire, interne distingué de l'hôpital des Enfants, M. Bouvier, d'accord avec M. Giraldès, a employé, contre le tétanos spontané dont il s'agit, simultanément la médication sudorifique et la fève du Calabar.

OBSERVATION (1).

Le 26 avril 1864, est entré à l'hôpital des Enfants malades, salle Saint-Jean, n° 34, service de M. Bouvier, G.... (Lucien), âgé de 13 ans et demi.

L'enfant jouit habituellement d'une bonne santé, il n'a pas fait jusque-là de maladies graves; il a été vacciné, a eu la rougeole; sa mère est morte, il y a six ans, de la variole ; son père, carrier, est sujet aux douleurs rhumatismales. Notre malade est grand, fort, bien musclé et paraît d'une solide constitution; il est intelligent, répond fort bien aux questions qui lui sont faites; ses réponses concordent fort bien du reste avec le récit des personnes qui l'ont amené à l'hôpital.

Le 22 avril, à l'occasion d'une blessure que s'était faite son père, il fit une longue course de Clamart à Fontenay pour chercher un médecin; il rentra chez lui tout en sueur et très-altéré, et aussitôt, pour apaiser sa soif, il but un grand verre d'eau froide. Il se mit ensuite à table; mais à peine avait-il avalé quelques cuillerées de potage que ses mâchoires restèrent, dit-il, fermées, violemment serrées l'une contre l'autre; la contracture des masséters était telle-

(1) Vid. *Bulletin général de thérapeutique*, t. LXVII, p. 79, 2e livraison, 30 juillet 1864.

ment intense, que la cuiller que le malade avait à la bouche se brisa dans les efforts qu'on fit pour l'extraire. Depuis ce moment, le malade ne put ouvrir la bouche, et il éprouva de plus quelques roideurs dans les membres.

Il est amené à l'hôpital le 26 avril, et voici l'état qu'il offre à son entrée :

A l'examen du corps, on ne trouve aucune lésion traumatique récente ou ancienne, sauf au pied droit, au niveau du cou-de-pied, et au côté interne du gros orteil, de petites phlyctènes dues au frottement de la chaussure ; ces phlyctènes ne sont pas enflammées et ne causent aucune douleur au malade, qui n'en a même pas conscience.

Les mâchoires, fortement serrées l'une contre l'autre, ne permettent qu'un écartement de 1 centimètre au plus, sans qu'il soit possible, ni spontanément, ni en faisant beaucoup d'efforts, d'obtenir un écartement plus considérable. Les masséters sont fortement contracturés, durs, mais non douloureux au toucher. Les autres muscles de la face n'offrent rien de semblable. Il y a un peu de difficulté à parler, par suite de l'impossibilité d'ouvrir la bouche ; la déglutition est facile, l'introduction des boissons est seulement difficile. Les muscles de la nuque et les sterno-cléido-mastoïdiens, les muscles des gouttières vertébrales, notamment au niveau de la région lombaire, sont médiocrement tendus et douloureux dans les mouvements spontanés ou provoqués ; la flexion des membres exige un certain effort. — Une pilule d'opium pour la nuit.

Le 27. Pendant la nuit, il y a eu à plusieurs reprises, pendant quelques minutes chaque fois, exacerbation dans la contracture et la douleur des muscles indiqués. Pas de céphalalgie, ni hyperesthésie, ni anesthésie cutanées. Intelligence et sens spéciaux parfaitement intacts. La respiration s'accomplit momentanément ; pas de fièvre ; pouls à 84, soif modérée, langue rosée, bon appétit ; sueurs profuses à de certains moments ; constipation. — Traitement : une pilule d'extrait thébaïque de 0,25 gr. toutes les trois heures ; quatre ventouses vésicantes à la région lombaire, où existe le maximum de la douleur; citrate de magnésie, 30 grammes; vin, bouillon, potages, chocolat.

Le 28. Le malade n'a pris que deux pilules, il n'a pas été possible d'en introduire davantage. Le purgatif n'a procuré aucune évacuation.

La roideur des masséters, des muscles du cou et du dos, est considérable; l'écartement des mâchoires est plus difficile; les douleurs lombaires ont diminué, bien que les muscles de la région soient plus contracturés. Les muscles des membres offrent plus de résistance aux mouvements d'extension et surtout de flexion.

Il n'y a pas eu de crises spasmodiques pendant la nuit, mais peu de sommeil. Les sueurs sont moindres; pouls à 96. — Traitement : Nouvelles pilules; 30 grammes de citrate de magnésie; lavement simple; de nouveau, ventouses vésicantes le long des gouttières vertébrales. De plus, M. Bouvier, après s'être concerté avec M. Giraldès, a ordonné des paquets de poudre de fève du Calabar de 0 gr. 05 à prendre toutes les quatre heures.

Le 29. Le malade n'a pris qu'un paquet de poudre le matin; le tiraillement des masséters, déterminé par les efforts nécessaires pour lui en faire prendre un second, a provoqué une crise spasmodique très-courte, mais extrêmement violente et très-douloureuse, pendant laquelle le corps offrait la roideur d'une barre de fer; le visage et les extrémités étaient cyanosés, la respiration suspendue; une seconde crise, analogue à la précédente, avec menace d'asphyxie, mais survenue cette fois spontanément, a eu lieu à 4 heures de l'après-midi. (Le soir, un demi-paquet de fève; deux pilules d'opium ont été prises dans la journée.) Il y a eu trois selles diarrhéiques. Sommeil la nuit.

La roideur augmente de plus en plus dans les muscles du cou, du tronc et des membres; l'enfant ne peut plus fléchir la tête, il peut seulement lui faire exécuter de petits mouvements de latéralité; les mâchoires, énergiquement serrées l'une contre l'autre, permettent à peine l'écartement nécessaire pour l'introduction des boissons et des pilules, et l'on craint, en violentant les masséters, de déterminer des douleurs trop vives et de susciter de nouvelles crises spasmodiques. La flexion des membres est presque impossible, à moins d'efforts considérables; le front est ridé transversalement par la contraction des muscles frontaux; les commissures labiales tirées en haut et en dehors par la contraction des muscles zygomatiques; le visage, dans son ensemble, a pris l'expression du rire sardonique.

Les muscles de la poitrine commencent à se prendre; la respiration est lente; la déglutition des liquides est un peu gênée. Les mouvements spontanés ou communiqués provoquent des contractions fibrillaires, des spasmes dans les muscles contracturés; pouls à 112. Les sueurs sont moins abondantes; les urines le sont peu, normales; soif modérée; l'enfant pâlit; l'intelligence est toujours parfaitement intacte.

Ce matin, le traitement par l'opium est suspendu. — Le malade boira souvent de la tisane chaude; il sera enveloppé dans une couverture de laine. Toutes les deux heures, il prendra un paquet de fève du Calabar.

Le 30. Il y a eu hier deux crises convulsives violentes de quelques minutes, occasionnées par l'ingestion des boissons (roideur très-grande des membres et du tronc, cyanose des extrémités, écume à la bouche, perte complète de connaissance); assoupissement après les crises. Bon sommeil la nuit; trois selles liquides. Huit paquets de poudre ont été pris.

Ce matin, l'enfant peut être soulevé tout d'une pièce; douleurs spontanées dans les masséters et dans les muscles du cou, sueurs très-abondantes, soif modérée; pouls assez fort, à 108. — Même traitement.

1er mai. Même état; il n'y a pas eu de crises spasmodiques. Le malade a pris huit paquets de fève. Il y a eu quelques nausées sans vomissements; transpirations toujours très-abondantes. — Même traitement.

Le 3. La roideur des muscles a encore augmenté; la tête est renversée en arrière, dans une position fixe qu'il est impossible de faire cesser. L'opisthotonos est borné à la région cervicale; le tronc n'est pas incurvé en arrière, il est rectiligne. Les membres sont dans l'extension; de temps en temps le malade ressent de petites secousses dans les membres contracturés; la transpiration est toujours très-abondante; le corps est couvert d'une éruption sudorale miliaire: pouls à 100, assez développé; pas de selles depuis trois jours. — Citrate de magnésie, 30 grammes; toutes les heures un paquet de 5 centigrammes de fève du Calabar.

Le 4. Le malade a pris 14 paquets de fèves; il a eu dans la journée une crise convulsive relativement assez légère; deux selles liquides; sueurs profuses; jusqu'à présent le malade n'a pas vomi; les pupilles n'ont pas cessé d'être normales; pas de rétrécissement notable. — Même traitement.

Le 6. L'enfant peut écarter un peu les mâchoires; la roideur des muscles du cou et du dos est tout aussi intense et le paraît même davantage; celle des membres l'est un peu moins; fréquentes secousses spasmodiques sans crises violentes, comme celles du début. L'intelligence est intacte, mais l'enfant paraît abattu; depuis hier, il pousse de temps en temps des gémissements; la respiration est courte, à 35 par minute; le pouls est petit, à 120; pas de selles depuis trois jours. — Une goutte d'huile de croton tiglium; 15 gram. d'huile de ricin donnés hier n'avaient rien produit : continuer la fève du Calabar.

Le 7. La roideur diminue dans les divers muscles; on fléchit plus aisément les bras. Le malade peut tourner la tête à droite et à gauche, mais ne peut encore la fléchir; l'opisthotonos est beaucoup moins prononcé. Les mâchoires peuvent être un peu écartées; les secousses musculaires se reproduisent toujours, mais elles paraissent moins nombreuses. Le malade pousse des cris plaintifs le jour et la nuit; insomnie, soif intense; le malade a bu plus de 10 pots de tisane; urines très-copieuses ne renfermant ni sucre ni albumine; pouls fort, dur, à 120 ; respiration à 30; il y a eu 3 selles. Il a pris 12 paquets de fève; une pilule d'opium pour le soir.

Le 9. Le mieux se soutient; les membres deviennent plus souples, le cou toujours assez roide; la bouche peut être entr'ouverte de 3 centimètres environ. L'enfant se trouve mieux; encore quelques secousses spasmodiques; le malade a bien dormi; l'appétit revient;

soif toujours très-vive ; pouls à 98; respiration à 24. — Il prend de 12 à 14 paquets de fèves à 0 gram. 05; une pilule purgative.

Le 10. Douleurs assez vives dans les jambes. Néanmoins le mieux persiste; il n'y a plus eu que deux ou trois secousses dans les membres; la roideur est moindre; pouls à 108. — Une goutte d'huile de croton, la pilule purgative n'ayant pas procuré d'évacuations.

Le 11. Il y a eu plusieurs crises spasmodiques un peu plus violentes que les précédentes ; les douleurs des jambes sont également plus vives; même état du reste ; pouls à 100; pas de sommeil. — La fève du Calabar est portée à 0 gram. 10, à prendre toutes les heures; vin de quinquina, vin de Bordeaux ; 2 pilules d'opium ; liniment chloroformé.

Le 12. Les secousses musculaires sont moins violentes ; il n'y en a eu que deux ou trois. Les mâchoires peuvent être écartées davantage ; les douleurs des jambes ont cessé; sommeil bon ; constipation. — La goutte d'huile de croton d'avant-hier n'a amené aucune évacuation ; 1 lavement purgatif.

Le 13. L'enfant peut s'asseoir quelques instants; la flexion des jambes et des bras offre peu de résistance. L'écartement possible des mâchoires atteint 5 centimètres environ; le cou est toujours roide; langue blanche; sueurs abondantes; pas de contraction pupillaire.— Les paquets de fève pris ont été au nombre de 9 ou 10; ils ne seront plus donnés que toutes les deux heures. Plusieurs selles.

Le 17. Le mieux continue. L'enfant s'asseoit bien dans son lit ; la flexion du cou commence à se faire un peu spontanément ; l'enfant mange ; pouls à 80. — Suspension de la fève du Calabar.

Le 20. L'enfant s'est levé aujourd'hui pour la première fois ; la marche est possible, mais pénible, comme saccadée ; l'enfant a maigri et pâli.

Le 25. La roideur du cou a complétement disparu ; l'écartement des mâchoires est normal ; la marche est encore un peu vacillante.

Le 28. *Exeat.* La marche laisse encore très-peu de chose à dérer.

Huit jours après, le malade est venu nous voir ; il était parfaitement rétabli.

M. Lemaire a remarqué que la fève du Calabar a été toujours parfaitement tolérée, malgré les doses élevées auxquelles elle a été portée. Il n'a observé jamais ni vomissements, ni contraction pupillaire, deux de ses phénomènes physiologiques les plus constants.

Il ressort de cette observation que le traitement employé contre la maladie a consisté principalement : 1° dans l'emploi d'une médication sudorifique (enveloppement dans la couverture de laine, boissons chaudes et copieuses) ; 2° dans l'application de la fève du Calabar, portée de 0,75 à 0,90 et 1 gramme.

Je dis *principalement*, car on ne voudra pas attribuer la guérison ni à l'action des purgatifs auxquels on a eu recours pour faire cesser la constipation opiniâtre, ni à ces légères doses d'opium qui ont combattu l'insomnie.

En lisant l'observation précédente, nous nous sommes demandé, comme M. Lemaire, « lequel des deux moyens, sudation ou fève du Calabar, peut revendiquer le plus d'honneur dans la guérison? » A-t-elle été, la dernière, absolument étrangère à la terminaison heureuse de la maladie? Ou faut-il accorder la victoire tout entière à la sudation abondante et longtemps entretenue ?

Sans pouvoir dire précisément quelle est la part qu'il convient de faire dans ce cas-ci à la fève du Calabar, nous croyons cependant qu'elle y a été pour quelque chose, et nous conseillons son emploi comme un moyen à essayer dans de pareilles circonstances.

L'exposé que nous venons de faire renferme tout ce que nous connaissons jusqu'à présent en fait d'applications thérapeutiques da la fève du Calabar.

Il est vrai que d'autres applications ont été faites, mais les résultats obtenus ont été nuls, ou du moins assez douteux, pour que nous n'ayons pas cru devoir les relater ici.

Qu'il nous suffise de citer par exemple l'épilepsie. Schrœder en effet a étendu l'emploi de ce médicament à cette maladie rebelle, mais il n'a pas réussi à en retirer quelque profit.

Lorsque la civilisation, qui va un peu partout, aura fait faire aux habitants du Vieux-Calabar un pas auquel pour le moment ils se refusent, nous espérons que la science sera plus riche qu'elle ne l'est aujourd'hui. Alors, du moment où le physostigma ne sera plus le monopole de quelques expérimentateurs dévoués, mais bien un moyen dont tous les praticiens, même les plus modestes, pourront se servir, les effets qu'on ne fait que soupçonner actuellement deviendront peut-être réels.

Ainsi, en faisant attention, par exemple, à *l'action purgative* qui s'est manifestée dans quelques-unes des observations dont nous avons fait le rapport, action, il faut l'avouer, assez douteuse chez l'homme, mais très-sensible chez les animaux inférieurs, qui pourra dire, dans ce moment-ci, qu'elle restera improductive?

En attendant de l'avenir la solution du problème, ce qu'on peut prédire d'avance, c'est que, si par hasard elle devient incontestable, on lui devra d'assez grands bénéfices non-seulement à cause de l'absence d'un goût nauséeux, mais aussi parce que l'action cathartique s'exercera sans ténesme et beaucoup mieux, en vertu de l'association de ses effets sédatifs, effets qu'on ne peut pas contester.

Parmi les applications topiques de la fève du Calabar, nous pourrons en citer une qui paraît hors de doute, c'est-à-dire celle qui a rapport à l'action efficace de cet agent dans les affections parasiticides de la peau; celles-ci pourront peut-être être combattues avec avantage par ce moyen.

On sait que les naturels du Calabar se débarrassent de la vermine en se servant d'une infusion faite avec les graines dépourvues de ses enveloppes, ce que Fraser a vérifié sur quelques spécimens de *pediculus capitis*. Il a vu en effet que ces arachnides étaient tués cinq ou six minutes après qu'on les mettait en contact avec une petite quantité d'extrait.

Ce qui arrive dans ces cas ne pourra-t-il pas se passer aussi bien dans d'autres organismes?

QUATRIÈME PARTIE

HISTOIRE TOXICOLOGIQUE DE LA FÈVE DU CALABAR.

Pour ne rien omettre de ce qui concerne les usages de la fève du Calabar, il nous reste maintenant à l'envisager au point de vue toxicologique.

Nous ne nous y arrêterons pas longtemps, car ce côté de la question n'est pas aussi attrayant que celui que nous venons de parcourir : d'ailleurs on s'en est très-peu occupé, et on le comprend, d'une partie aussi spéciale.

Pour suivre l'ordre chronologique des faits, transportons-nous d'abord au Vieux-Calabar, en compagnie des missionnaires et des voyageurs intrépides qui ont pu être témoins de l'emploi superstitieusement judiciaire d'un aussi énergique poison. C'est ainsi que nous entendrons le Dr Daniell, de la marine anglaise, nous dire à ce propos, entre autres choses, que (1) : « Le gouvernement est une monarchie despotique, généralement modérée, mais quelquefois cruelle et absolue dans ses procédés. Le roi et les principaux habitants forment ordinairement une cour de justice, devant laquelle se débattent toutes les affaires de la contrée, et devant laquelle sont traduits les individus soupçonnés d'un crime grave ; s'ils sont reconnus coupables, ils sont forcés de boire une espèce de breuvage pouvant donner rapidement la mort, breuvage fait avec les graines d'une légumineuse aquatique. On compose cette espèce d'émulsion en pilant ces graines et en les faisant macérer dans l'eau ; cette macération produit une liqueur laiteuse. Le condamné, après avoir

---

(1) Vid. *Journ. of Ethn. Soc. of London*, t. I, p. 210, ou vid. *Congrès médico-chirurg. de France*, p. 58 (M. Giraldès).

bu une certaine quantité de ce mélange, doit ce promener jusqu'à ce que les effets du poison deviennent évidents : si, après un laps de temps déterminé, l'accusé est assez heureux pour rejeter le poison, il est reconnu innocent et mis en pleine liberté. » Dans ce cas-là l'accusateur, s'il y en a, est obligé de se soumettre à la même épreuve.

Nous ne pouvons pas nous empêcher de plaindre un pareil état de civilisation barbare, qui rappelle ce qu'on faisait dans l'antiquité en Chine, au Japon, à Java, et encore en Angleterre jusqu'au temps d'Henri III.

On nous apprend que cette épreuve enlève chaque année, à elle seule, plus d'une centaine d'individus à une population de 100,000 habitants.

Je dis *à elle seule*, car ces mœurs existent malheureusement dans plusieurs autres parties de l'Afrique. C'est ainsi qu'à Madagascar les effets de la fève d'épreuve sont remplacés par le *tanghin*, et à Gabon par le *fillœa suaveolens*, etc. Là encore, ils croient aveuglément que ces substances sont des instruments employés par les dieux pour juger de la culpabilité ou de l'innocence des accusés.

Le récit du Dr Daniell a été confirmé et augmenté par le missionnaire Waddell, qui, comme nous l'avons déjà dit, a le premier appris aux Européens le nom de la légumineuse, à laquelle Daniell faisait allusion.

De son côté, Hewan, chargé d'une mission médicale dans le Calabar, raconte que, dans un cas qu'il a pu témoigner, une femme qu'on accusait injustement de sorcellerie a demandé, croyant fermement au pouvoir magique de l'*éséré*, qu'on fît sur elle l'épreuve du poison, tellement elle était sûre de son innocence. Elle avala 24 fèves sans que la mort soit survenue.

Le lendemain, une autre femme, encouragée peut-être par cet exemple, se soumit également à l'épreuve. Cette malheureuse, n'ayant cependant mangé que 22 fèves, succomba sous l'influence du poison. Celle-ci n'a pas vomi, c'est vrai ; mais la première ne s'était pas débarrassée non plus de l'agent toxique à l'aide de ce moyen.

Comment expliquer une telle différence dans les effets d'une même substance, prise à peu près à la même dose et dans des circonstances identiques autant que possible?

Il est probable que cette différence tient au mode de traitement préalablement subi par les graines employées. En effet, les voyageurs rapportent que les chefs chargés de l'administration du poison, laquelle s'opère sur la plus grande place de la ville et devant une foule sauvage et profondément curieuse, peuvent en faire subir des modifications à la préparation, suivant qu'il leur plaît de faire vivre ou de faire mourir la personne accusée. On a dit aussi, ce qui est douteux, que la fève d'épreuve n'était plus toxique du moment où on l'avait fait rôtir ou bouillir auparavant.

Christison, ayant eu connaissance des phénomènes que les voyageurs avaient observés au Calabar, a voulu se convaincre du résultat de pareilles informations. On lui avait dit que, si le poison n'était pas vomi peu de temps après son ingestion, la conséquence inévitable ce serait la mort, celle-ci survenant parfois au bout d'une heure et au milieu d'une insensibilité apparente et de légères convulsions.

Pour se rendre bien compte de la valeur de ces assertions-là, il a eu le courage de tenter sur lui-même l'épreuve, et les expériences auxquelles il a procédé sont, à coup sûr, les seules vraiment scientifiques, que nous connaissons jusqu'à ce jour. Nous citerons complétement le récit qu'il en a fait, et auquel nous avons fait allusion dans la partie physiologique de notre travail (1) :

« Une première fois j'ai pris 0 gr. 36, c'est-à-dire, environ la huitième partie d'une fève. Le seul symptôme que j'ai pu observer a été un léger engourdissement dans les membres. »

« Le lendemain je me suis administré une dose un peu plus forte, un quart de fève à peu près, dont le poids total était de 2 gr. 88, soit 0 gr. 72. Cinquante minutes après, j'ai éprouvé un léger vertige que j'ai mis sur le compte de l'imagination. Je pris alors une

(1) Vid. *The Monthly journal of medicine*, t. XX, p. 193; 3e série, 1855.

douche chaude qui, avec les frictions, etc., put durer cinq à six minutes; le vertige fut alors très-net et accompagné de l'état de torpeur qu'on observe après l'administration de l'opium ou du hachisch à dose médicinale. Sûr alors de l'activité du poison à l'influence duquel je m'étais soumis, j'ai tâché aussitôt de m'en débarrasser en buvant de l'eau. Ayant ingéré le poison alors que l'estomac était vide, je devins bientôt si faible, si engourdi et si abattu, que je fus heureux d'être étendu sur mon lit; j'appelai mon fils, et je lui ai dit quel était mon état, et quelle en était la cause et le remède, qu'il ne devait pas s'alarmer et qu'il valait mieux, pour sa satisfaction personnelle, envoyer chercher le Dr Simpson, qui demeurait à côté; celui-ci accourut aussitôt et me trouva très-pâle et très-abattu, les battements du cœur et le pouls extrêmement faibles, tumultueux et irréguliers; mes facultés mentales étaient conservées, ma seule sensation était une extrême faiblesse, pas trop désagréable.

« Le Dr Simpson crut utile d'aller chercher le Dr Maclagan, autorité en fait de toxicologie, et revint avec lui au bout de cinq minutes.

« Pendant son absence j'eus mal au cœur et j'essayai de me placer sur mon séant pour vomir, ce que je n'ai pas pu faire; je tentai un nouvel effort plus vigoureux, je pus à peine me remuer, et je tombai cette fois tout à fait abattu; je fus un peu plus heureux dans ma troisième tentative, et dans une quatrième, je réussis à me soulever par un grand effort de la volonté; les muscles abdominaux agissant très-faiblement, je ne pouvais pas vomir, et je renonçai à tenter de nouveaux efforts, en demeurant couché, et en me fortifiant moi-même par la réflexion que je n'avais pas besoin de vomir, attendu que mon estomac était tout à fait vide.

« En même temps, le mal de cœur est disparu pour ne plus revenir; je sentis l'engourdissement augmenter vers les muscles pectoraux et dans les articulations, et j'essayai de le chasser en me contraignant à parler lentement et fermement, afin de ne pas alarmer mon fils, qui était alors seul avec moi.

« Le Dr Maclagan trouva mon état de tout point semblable à celui que produit l'aconit: le pouls et les battements cardiaques très-faibles, fréquents et plus irréguliers; la face très-pâle, une grande prostration ; les facultés intellectuelles intactes, à moins peut-être qu'on n'ait jugé ainsi, parce que je ne paraissais pas alarmé, tandis que mon ami avait beaucoup de raisons pour l'être. Je ne sentais au fait aucune espèce de douleur, d'engourdissement, de cuissons, et je ne souffrais en aucune manière de la grande faiblesse de l'action du cœur.

«Quant aux alarmes que je pouvais avoir, j'étais assez tranquille pour calculer que lorsque 0 gr. 6 cent. n'avaient pas eu d'effet, le double ne serait point mortel, l'estomac étant si bien dégagé.

«Tous les membres devinrent froids, avec un sentiment fort vague d'anéantissement; mais la chaleur entretenue à mes pieds me calma, et je fus encore plus soulagé par un grand sinapisme qui fut appliqué sur tout l'abdomen.

«Peu à peu le pouls augmenta de volume, tout en restant irrégulier; je ne pouvais pas encore me tourner dans mon lit, et quand j'essayai de me placer sur le côté gauche, mon attention fut réveillée aussitôt sur l'action du cœur qui devint extrêmement tumultueux, ce qui me força à demeurer encore sur le dos pour échapper à cette étrange sensation.

«Deux heures après l'absorption du poison, je m'assoupis et dormis pendant plus de deux heures, mais mon esprit fut si agité que je n'eus point conscience d'avoir dormi tout ce temps; à mon réveil, l'action tumultueuse du cœur continua ; une heure après, je pris une tasse de café fort; j'éprouvai promptement un changement indéfinissable, et, en examinant l'état du cœur, on trouva que les pulsations étaient devenues parfaitement continues et régulières.

«Dans la journée, je fus capable de quitter mon lit; en me levant de table, après un dîner passable, je me trouvai si étourdi que je fus heureux de m'étendre sur un sopha pour toute la soirée. Le lendemain, après un bon sommeil, je me trouvai assez bien» (1).

---

(1) En comparant la traduction de ce rapport, faite par M. H. Dor, avec l'original à M. Christison, nous l'avons trouvé si fidèle, que, crainte de dénaturer le

La conclusion à laquelle M. Christison est arrivé, d'après l'expérience ci-dessus, a été que la principale propriété de la fève du Calabar consiste à paralyser le cœur.

Pour lui, la paralysie des extrémités serait tout simplement apparente, et elle ne dépendrait que du défaut de détermination volontaire.

Il a signalé aussi l'efficacité du café, dont l'action s'est manifestée très-clairement cinq heures après l'ingestion du poison, efficacité déjà constatée dans les empoisonnements par les substances narcotiques.

Outre les informations des voyageurs, et les expériences précédentes, nous ne trouvons, en cherchant bien partout, qu'un seul cas d'empoisonnement par la fève du Calabar; nous nous empressons à le faire plus connu qu'il ne l'est peut-être, car, en nous rendant compte des symptômes produits par une dose modérée de la graine en question, il ne peut pas laisser d'être regardé comme vraiment intéressant.

Ce cas auquel nous avons aussi fait allusion, ayant rapport à deux jeunes bonnes de Glasgow, a été raconté à M. Fraser par le Dr Maclaren.

Voici comment les choses se sont passées :

Par curiosité, ces jeunes filles avaient mangé environ 5 grains d'une fève laissée par mégarde à leur portée.

Les symptômes qui se manifestèrent dans l'un de ces deux cas ont été les suivants : la jeune fille, quelques minutes après avoir mâché et avalé un morceau de graine des dimensions d'un petit pois, éprouva le besoin de vomir, ayant en même temps à l'épigastre la sensation particulière d'une boule qui lui remontait, à ce qu'elle disait, jusqu'à la gorge.

En sortant pour aller faire une course, elle se sentait de plus en

---

dernier, nous n'avons pas hésité à la mettre à la place de celle que nous aurions pu faire. — Vid. *Biblioth. univers.* et *Revue suisse,* livr. de déc. 1863. — H. Dor, *Études physiologiques sur la fève du Calabar.*

plus mal à mesure qu'elle marchait, surtout à cause des étourdissements qu'elle éprouvait, et bien aussi à cause d'une faiblesse générale, ce qui la faisait marcher très-difficilement.

Une heure après, comme on lui eut recommandé de boire de l'eau chaude, elle a vomi assez abondamment. Elle s'est couchée ensuite et elle a dormi passablement; mais, le lendemain matin et encore deux jours durant, elle se sentait faible et légèrement indisposée.

Ne pouvant pas croire à l'action bienfaisante de l'eau chaude dans le cas en question, parce que son administration n'a eu lieu qu'une heure après, M. Fraser conseille, d'après M. Christison, l'emploi du café, dont, lui aussi, il a pu constater les bons résultats soit en faisant disparaître la céphalalgie qui accompagne l'ingestion de doses un peu considérables de *physostigma,* soit en faisant cesser la faiblesse musculaire.

BIBLIOGRAPHIE

Dr. Daniell. On the natives of Old-Calabar, west cost of Africa. *Journal of ethnol. Soc. of London*, vol. I, p. 210.

Christison. On the properties of the ordeal bean of Old-Calabar. *The Monthly journal of medicine*, vol. XX, 3e série, p. 193; 1855.

John-Hutton Balfour. Description of the plant which produces the ordeal bean of Calabar. *Transact. of the royal Soc. of Edinburgh*, vol. XXII, 2e partie; 1860.

Thomas R. Fraser. On the characters, actions, and therapeutic uses of the ordeal bean of Calabar (a graduation thesis); Edinburgh, 1862.
Idem. Edinburgh medical journal, 1863; numéros de mars, juillet et août.
Idem. Annals and magazine of natural history, mai 1864. On the moth of the esere.

Argyll Robertson. On the Calabar bean as a new agent in ophtalmic medicine, *Edinburgh med. journal,* VIIIe vol., 2e partie; 1863, p. 815; vid. aussi p. 1115.
Idem. Medical Times and Gazette, 1863, t. Ier, p. 552 et 632.

Giraldès. Comptes rendus hebdomadaires de l'Académie des Sciences, 1863, p. 45.
Idem. Bulletin général de thérapeutique, 1863, t. LXV, p. 34. (Cet article a été traduit en anglais, et publié dans le *Med. Times and Gazette,* 1863, vol. II, p. 125.
Idem. De la Fève du Calabar. Congrès médico-chirurgical de France, 1re session tenue à Rouen, 1863, p. 57.

Warlomont. La Fève du Calabar, ses propriétés physiologiques et ses applications à la thérapeutique oculaire. *Annales d'oculistique*, 1863, t. L, p. 77; vid. aussi p. 27.

M. H. Dor. Études physiologiques sur la fève du Calabar. Vid. *Bibliothèque universelle* et *Revue suisse* (*Arch. des sc. phys. et nat.*.); 1863, t. XVIII, livraison de décembre.

Nunneley. On the employement of the alkaloid of the Calabar bean in prolapsus of the iris; *The Lancet,* 1863, vol. II, p. 65.

Idem. On the Calabar bean, its action, preparations and use. *The Lancet,* t. II; 1863.

Archives générales de médecine, 1863, vol. II, 6e série, t. II, p. 250 et 299.

George Harley. On the ordeal bean of Old-Calabar, its action on the animal body compared witt that of woorara and conia. *The Lancet.* 1863, t. Ier, p. 717.

Idem. Medical Times and Gazette, 1864, t. Ier, p. 61 et p. 300.

Idem. A brief account of the litterary history, botanical characters, and therapeutical properties of the ordeal bean of Calabar. *British medical Journal*, 1863, t. II, p. 262.

Léon Le Fort. De la Fève du Calabar et de ses applications en oculistique. *Gazette hebdomadaire*, 1863, tome X, p. 593.
Vid. aussi p. 467.

Ernest Hart. Cases of Mydriasis treated by the solution of Old-Calabar bean, a new ophtalmic agent; with clinical remarks. *The Lancet*, 1863, tome. Ier, p. 604.

Idem. The Lancet, janvier 1864.

John Woolcott. The Lancet, 1863, tome Ier, p. 534.

Idem. Medical Times and Gazette, 1863, t. Ier, p. 497.

Von Graefe. Arch. für Ophthalm., t. IX, 3e partie.

N. G. La Fève du Calabar, ses caractères botaniques, moyen de l'employer, principaux effets physiologiques. *Union médicale*, 1863, t. XIX, p. 121.

G. de B. La Fève du Calabar; modes d'emploi et applications thérapeutiques. *Union médicale*, 1863, t. XIX, p. 200.
Vid. aussi t. XVIII, p. 286.

Union médicale, 10 mars 1864.

Sœlberg-Wells. On the effects of the solution of the Calabar bean on the accomodation of the eye and on the pupil. *Medical Times and Gazette*, 1863, t. Ier, p. 500.

J.-W. Hulke. The Lancet, 1863. t. Ier, p. 717. (On trouvera le même article dans le *Medical Times and Gazette*, 1863, t. Ier, p. 651.)

Neill. The Medical Times and Gazette, t. Ier, p. 491; 1863.

Liebreich. Ann. d'occulist., 1864, t. LI, p. 248.

O. Reveil. Formulaire raisonné des médicaments nouveaux, 1864, p. 504.

Holmes Coote. The Lancet, 1864, t. Ier, p. 348.

Lemaire. Bull. gén. de thérap., 1864, t. LXVII, p. 79, 2e livr.

Wecker. Ann. d'oculist., t. LI, p. 242 et suiv.

Daniel Hambury. Pharmaceutical Journal.

J. N. Ogle. Observ. on some of the effects of the application of the Calabar ordeal bean to the eye. *Britihs medical Journal*, 1863, t. Ier, p. 613.

Giraud-Teulon. Gazette hebdomadaire, 1863, p. 640.

PHYSOSTIGMA VENENOSUM, BALFOUR. CALABAR ORDEAL BEAN, FÈVE DU CALABAR

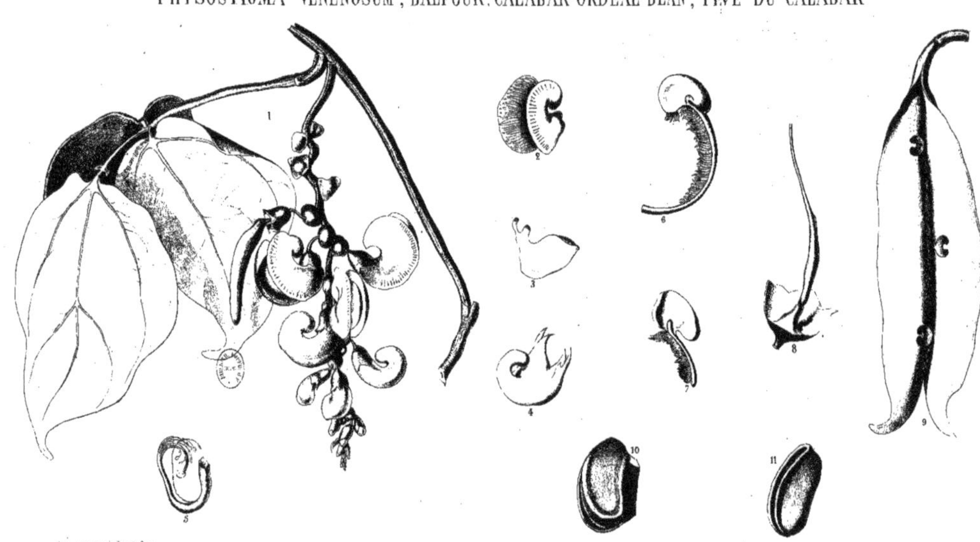

DESCRIPTION DE LA PLANCHE

Fig. 1. Branche avec des feuilles pinnato-trifoliolées et inflorescence noueuse en grappes faisant voir aussi les fleurs entières avec son calice et sa jeune gousse.
Fig. 2 Étendard séparé.
Fig. 3 Style.
Fig. 4 Carène.
Fig. 5 Étamines Diadelphes.
Fig. 6 Partie supérieure du style, munie d'une rangée de poils, et avec un stigmate en forme de capuchon.
Fig. 7 Partie supérieure du même style avec le capuchon du stigmate ouvert.
Fig. 8 Calice et jeune gousse.
Les figures 6, 7 et 8 sont grossies.
Fig. 9 Jeune gousse avec trois ovules.
Fig. 10 et 11. Graines ou fèves.

www.ingramcontent.com/pod-product-compliance
Ingram Content Group UK Ltd.
Pitfield, Milton Keynes, MK11 3LW, UK
UKHW031056260726
13965UKWH00006B/1429